急危重症 100 例

100 Cases
in Emergency Medicine and Critical Care

主　编　Eamon Shamil　Praful Ravi　Dipak Mistry
主　译　徐　军　刘树元
副主译　辛天宇　徐胜勇
译　者（以姓氏汉语拼音为序）

崔庆宏	北京协和医院	吴　瑶	北京协和医院
冯智娟	解放军空军特色医学中心	辛天宇	解放军总医院第六医学中心
郝雯琳	北京协和医院	徐　军	北京协和医院
付阳阳	北京协和医院	徐胜勇	北京协和医院
何少丹	重庆医科大学生命科学研究院	杨东风	河北中石油中心医院
李嘉嫦	武汉大学人民医院	杨　婧	北京协和医院
刘树元	解放军总医院第六医学中心	尹弘霁	山东大学齐鲁医院青岛院区
史　婧	清华大学第一附属医院	赵金宝	解放军总医院第六医学中心
唐晗琪	北京协和医院	赵西太	空军军医大学唐都医院
王　楠	郑州大学第二附属医院	赵智刚	武汉大学中南医院
王静怡	北京协和医院	周伶俐	北京协和医院
王岩岩	解放军总医院第六医学中心		

U0293459

中原出版传媒集团
中原传媒股份公司

河南科学技术出版社

· 郑州 ·

内容提要

本书由 100 个按系统分类叙述的经典急诊病例构成。急诊与危重症医学在临床中是一门掌握起来比较困难的专业,让许多刚刚参加工作的年轻医师望而却步。本书阐述简明扼要,每个案例都是单独书写,包括患者查体、问诊和治疗等。本书的重点是让读者掌握患者的最初临床表现,识别潜在的病理生理学变化,并了解基本的治疗原则。本书适合医学生、临床急诊科医师及护理人员学习参考。

图书在版编目(CIP)数据

急危重症100例 / (英) 埃蒙沙米尔 (Eamon Shamil), (英) 普拉弗·拉维 (Praful Ravi), (英) 迪帕克·米斯特里 (Dipak Mistry) 主编; 徐军, 刘树元主译. —郑州: 河南科学技术出版社, 2022.3

ISBN 978-7-5725-0743-4

Ⅰ.①急… Ⅱ.①埃… ②普… ③迪… ④徐… ⑤刘… Ⅲ.①急性病-诊疗②险症-诊疗 Ⅳ.①R459.7

中国版本图书馆 CIP 数据核字 (2022) 第 029255 号

出版发行:河南科学技术出版社

北京名医世纪文化传媒有限公司

地址:北京市丰台区万丰路 316 号万开基地 B 座 115 室　　邮编:100161

电话:010–63863168　010–63863186

策划编辑:张利峰　梁紫岩

文字编辑:杨永岐

责任审读:周晓洲

责任校对:张　娟

封面设计:吴朝洪

版式设计:吴朝洪

责任印制:程晋荣

印　　刷:河南瑞之光印刷股份有限公司

经　　销:全国新华书店、医学书店、网店

开　　本:710mm×1010mm　1/16　　**印张**:17.5·彩页 2 面　　**字数**:310 千字

版　　次:2022 年 3 月第 1 版　　2022 年 3 月第 1 次印刷

定　　价:118.00 元

如发现印、装质量问题,影响阅读,请与出版社联系并调换

主译简介

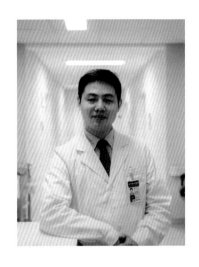

徐 军 急诊医学博士，主任医师，硕士生导师，急诊科副主任，专业特长急危重症的诊治，如心肺脑复苏、感染性休克、重症肺炎及重症胰腺炎等疾病，并擅长血流动力学监测、机械通气、血液净化、急诊超声等技术。2008—2009年曾在美国纽约皇后医学中心访问交流。2014年荣获中国医学科学院北京协和医学院"协和新星"及"协和杰出青年"提名奖。2016年荣获"三等功"。现兼任中华医学会急诊分会青年副主任委员、中国医师协会急诊分会青年委员会副主任委员、中国医师协会心肺复苏联盟副理事长、中华医学会急诊分会心肺复苏委员会委员、中华医学会全科分会青年委员、中国医师协会科普分会委员、中华急诊医学杂志通讯编委、中国急救医学杂志编委。科研方向为心肺复苏、重症肺炎、高脂血症胰腺炎及生命支持与监测。目前承担国家自然基金面上项目，参与多项国家级、省部级课题。迄今已在国内外期刊以第一作者及通讯作者发表论文80余篇，主编和副主编专著各3部，多项急诊诊疗共识的起草人，申请国家专利10余项、国际专利3例，经十年努力目前开发出心肺复苏质量指数监护仪、心肺复苏新型通气模式（CPRV），并获得国家医疗器械注册证。心肺复苏关键技术与临床解决方案获2019年中华医学会科技三等奖。教学方面为创办并负责E-training临床核心课程，2018年获中国医师协会急诊分会"最佳课程建设奖"。

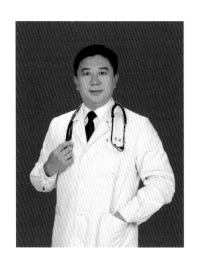

刘树元 解放军总医院第六医学中心急诊科副主任、副主任医师、医学博士。急诊临床核心课程主创导师、美国心脏协会基础生命支持与高级生命支持导师、中华医学会重症医学分会呼吸学组委员、中国医师协会急诊医师分会青委会委员、北京急诊医学学会青年与创新转化分会常务委员、全军热射病防治专家组成员、全军急诊专业委员会重症学组委员。

译者前言

急诊科是医疗单位的前沿阵地，是最忙碌、最紧张的学科。急诊遇到的患者常是因某个急性发病症状或体征前来就诊，因此病情急危重、病史不详细、检查资料少成为最大特点。而作为一名急诊医师，必须从这有限的一手资料中进行准确分析和判断，并进行恰当的快速初始处理，尤其对于刚刚参加工作的医师来说具有相当大的挑战。

目前市面上各种有关急诊与危重症医学的书很多。一类是急诊理论著作，这类书急诊理论虽然全面系统，但太过系统全面而与真实场景有距离，适合用于教科书、工具书来学习和查询；另一类是各种急诊病例集合，这类书主要专注于急诊的各种疑难病例，体现疾病诊治中曲折的过程。以上均不是急诊一线真正的接诊场景。而此书既不同于急诊专著，也不同于目前各种急诊疑难病例集，每个病例仅有最简单的急诊首次接触的病史、查体和简要的辅助检查，这才是真实的急诊接诊环境。

翻开此书，每个病例看起来都非常实在，这些鲜活的案例均出自每天急诊一线工作中的实例，读后仿佛置身其中，十分逼真，贴近实战，牢牢地吸引着读者。同时，每个病例根据患者的主诉或体征等，提出了几个最紧迫的实际问题，然后结合病例来分析解决这几个问题。讨论的部分知识点简明扼要，核心问题重点突出。当每个病例阐述结束时，还会给出几条关键知识点加深记忆。这些病例不偏向疑难、复杂，而更强调常见、典型，这种方式让读者代入感强，重点突出，有身临其境的感觉，让人过目不忘，下一次在类似场景中就可以实际运用。

读完整本书，有一种看故事学知识的轻松感，丝毫没有枯燥、说教的感觉，没有刻意去记忆、背诵，却印象深刻，即使对于高年资急诊医师而言，也能获益良多，实在是值得翻译并推荐给大家。

由于是翻译外文书，书中如计量单位、具体药物的选择、某些处置流程及管理制度等与国内稍有不同，但知识点和救治理念是相通的，希望大家可以根据自身的特点灵活掌握。

徐 军 刘树元

2021 年 9 月 1 日于北京

引 言

　　急诊与危重症医学是一门掌握起来比较困难的专业，让许多刚刚参加工作的年轻医师望而却步。急诊医师应了解患者整个病史情况，但实际情况却并非如此，因为患者的救治过程可能分散在几个医院，包括患者查体、问诊和治疗。急诊医师经常会在同一时间看很多患者，造成了很大压力。同样，在重症救治中，需要非常迅速地评估哪些是身体不适或病情可能会恶化的患者，并制订一个恰当的治疗管理方案。

　　本书的受众群体包括医学生、临床医师和护理人员。最好的学习方法之一是结合病例学习。本书介绍了 100 个病例，均按系统分类叙述。每个案例都是单独书写，这样就可以在每次阅读单独部分时，很快能找到相应内容。

　　我们并没有刻意去强调每个病例的详细治疗方法，因为本书的重点是让读者掌握患者的最初临床表现，识别潜在的病理生理学变化，并了解基本的治疗原则。我们鼓励医者参考本地区相应的治疗指南和救治规范，希望本书所举的案例能为读者起到抛砖引玉的作用。

　　我们希望本书将使您在救治急诊与危重症患者过程中获得更多成就感，并打下一个坚实的基础，为患者提供及时准确安全的治疗方案，使急诊与危重症救治成为我们职业生涯中不可或缺的组成部分。

Eamon Shamil

Praful Ravi

Dipak Mistry

目　录

三、心理健康和药物过量

四、神经内科和神经外科

五、创伤和骨科急症

六、普通外科和泌尿科急症

七、耳鼻喉科、眼科、颌面外科急症

一、急救治疗

病例 1　呼吸困难

病史

患者84岁，喉癌晚期气管切开术后，救护车送入急诊抢救室，伴有明显的呼吸困难。

查体

T：36.4℃；BP：94/51mmHg；HR：120bpm；RR：28bpm；SpO_2：84%（未吸氧）。皮肤发绀，疲倦面容。

问题

1. 气管切开术的适应证是什么？
2. 气管切开术后患者出现呼吸困难应该如何处理？
3. 气管切开术后患者的标准护理是什么？

讨论

气管切开术是在皮肤和气管之间制造一个通道，使吸入的空气绕过了上呼吸道，失去了发声（喉咙）和湿化（鼻腔）的生理机制。由于黏液聚集在肺内，患者更容易发生肺部感染。

在急诊、重症监护室和病房可能会遇到紧急气管切开的情况。

气管切开术的适应证如下。

1. 重症监护室（ICU）中气管切开术最常见的适应证是长期机械通气后脱机。与气管内插管相比，气管切开术可以减少无效腔和呼吸做功。英国的 TracMan 研究表明，对比早期（入住 ICU 后 1~4d）和晚期（入住 ICU≥10d）进行气管切开术的患者，在住院时长、抗生素使用和死亡率方面没有统计学差异。

2. 急性呼吸道损伤，如声门上炎、喉部肿瘤、声带麻痹、外伤、异物、烧伤引起的喉头水肿和严重过敏反应。

3. 头部或颈部大手术的术前准备。

4. 对过多的气管和支气管分泌物进行处理，如伴有咳嗽和吞咽受损的神经肌肉疾病患者中。

气管切开术后患者出现呼吸困难的急诊处置方案。

呼叫麻醉师和耳鼻喉科（ENT）医师紧急会诊，并在床边放置困难气道推车。尽可能使用加湿过的氧气，通过非重复呼吸面罩向面部和气管切开部位供氧（氧流量 15L/min）。观察并感觉嘴部和气管切开部位的呼吸情况。取下通气阀和气管切开内管，然后插入吸痰管以清除可能导致阻塞的分泌物。如果吸痰不起作用，抽空气切套管的气囊，这样空气可以从口咽部进入肺部。观察呼吸情况，听呼吸音，并使用二氧化碳波形描记仪监测呼气末二氧化碳。如果患者没有好转，也暂时没有生命危险，那么可以将纤维支气管镜由气管切开造口处插入，检查气切套管是否移位或阻塞。

如果单腔气管套管受阻，吸痰和气囊放气不能提供足够的通气，请取出气切套管，插入相同或更小尺寸的新的套管，同时用气管扩张器保持切口开放。如果不能插入新的气切套管，可以在切口处插入一个探条，或者在纤维支气管镜上放置一根管子，以便在直视下插入。

如果无法疏通或更换气切套管，则应抽空气切套管的气囊，经鼻和口进行球囊面罩通气，并用纱布和胶带盖住切口周围以防止漏气。如果不起作用，那么在闭合患者的口和鼻之后，试着在气管切口上方使用球囊面罩进行通气。如果患者的解剖结构正常（即无肿瘤或感染引起的呼吸道阻塞），那么可以考虑经口插管或探条引导下的造口插管。

相比之下，喉切除术患者有一个末端切口，不能像气管切开术患者那样通过口或鼻给氧。如果喉切开管（切口）处不能通过吸痰管疏通，则将喉切开管从切口取出，并观察、倾听和感受切口处的气流，或应用二氧化碳波形描记仪来评估切口处气流通畅性。如果切口不通畅，应在切口上使用儿童面罩进行通气。可以再次尝试使用一根小的气切套管或带气囊的气管插管进行喉切除切口处插管。纤维支气管镜可以用来将气管导管固定在正确的位置。

气管切开术后的护理应由接受过培训的护士或护理员来完成，包括以下内容。

1. 定期吸入湿化氧气。

2. 床边备用气切套管、插管器和气管扩张器。

3. 准备患者交流所需的纸和笔。

4. 7d 后更换气切套管，以利于通气阀的应用和造口通道的形成。

5. 家庭和患者教育。

⚷ 要点

1. 气管切开术的适应证如下：长期机械通气后脱机；紧急气道受损；头颈部术前准备；气管和支气管过多分泌物。

2. 如果一个气管切开的患者发生了呼吸窘迫，应想到 3 个 C。

（1）气囊（Cuff）——抽空气切套管气囊以使患者可以呼吸。

（2）套管（Cannula）——更换气切内套管。

（3）导管（Catheter）——在气切切口中插入一根带负压吸引的导管（比如吸痰管）。

病例 2　营养治疗

病史

患者男性，54 岁，由于重症胆源性胰腺炎合并急性肾损伤和急性呼吸窘迫综合征（ARDS）收入重症监护室（ICU）。目前已给予气管插管和机械通气，拟行血液滤过治疗。患者住院时间较长。ICU 会诊医师建议"关注这位患者的营养"。

问题

1. 营养失调的原因是什么？

2. 如何评估营养状态？

3. 有哪些方法可以优化营养管理？有何并发症？

讨论

营养管理是每位患者治疗的重要组成部分，在治疗原发疾病的同时，应该在营养师的帮助下对患者的营养管理进行优化。据估计，约有 1/4 的住院患者出现了营养不良，原因包括患者对营养需求的增加（如脓毒症或手术后）、营养丢失增加（如吸收不良、呕吐、腹泻）或摄入量减少等，所以需要立即对患者进行营养评估。

营养不良的体征包括：体重指数（BMI）低于 $20kg/m^2$、脱水、肱三头肌皮肤皱褶（脂肪）减少，以及上臂围（肌肉量）或握力等指标减少。血清清蛋白低有时被认为是营养不良的标志，但并不是一个准确的早期标志物，因为它的半衰期很长，可能会受到包括压力在内的其他因素的影响。

人体的主要能量来源是脂肪（约 38.9kJ/g）、葡萄糖（17.1kJ/g）和蛋白质（17.1kJ/g）。推荐的每日蛋白质摄入量约为 1g/kg，氮为 0.15g/kg，热量为 125kJ/（kg·d）。头部损伤和烧伤的患者，其基础能量消耗是原来的 2 倍。营养小肠的主要物质是谷氨酰胺，它能改善肠道屏障，从而减少肠源性感染。丁酸是大肠细胞（结肠细胞）的主要能源物质。

营养有两种途径给予，即肠内（通过肠道）和肠外（通过静脉）。肠内营养可以通过不同的途径进行，包括经口、鼻胃（NG）管、鼻空肠（NJ）管和经皮内镜胃造口术（PEG）/空肠造口术（PEJ）。肠内营养通常比肠外营养更受推荐，因为它能保持肠道屏障的健康，减少细菌移位，减少电解质和葡萄糖的紊乱。通过口腔喂养是理想的方案，因为这种方式既安全又可以提供足够的营养。在放弃经口营养之前，患者应该接受半固体或浓汤饮食的测试，并重新评估误吸的风险（如脑卒中患者）。

NG 管和 NJ 管营养的比较：NG 管的优势在于管径更大，堵塞的可能性更小，但经过胃消化食物有误吸入肺的风险，此时 NJ 管更好。NJ 管也用于胰腺炎，因为它绕过十二指肠和胰管，从而减少了胰酶释放，减轻胰腺炎的症状。应该逐渐增加 NG/NJ 营养，但如果患者出现腹泻或腹胀症状，可以放慢肠内营养速度。肠内营养的患者最初应该每日进行血液检查，看是否有再喂养综合征，这种综合征会导致钾、磷和镁的缺乏。

全肠外营养（TPN）由脂肪（占总热量的 30%）、蛋白质（占总热量的 20%）、糖类（以葡萄糖形式占总热量的 50%），以及水、电解质、维生素和矿物质组成。TPN 适用于胃肠道无法吸收的患者（短肠综合征），或需要肠道休息的患者（如胃肠瘘或肠梗阻）。与肠内营养相比，TPN 的缺点是费用更高，如果持续时间过长会导致肠道萎缩，并加剧急性期反应。TPN 的其他并发症包括静脉导管感染或插管并发症、再喂养综合征、脂肪肝、电解质和葡萄糖失衡，以及非结石性胆囊炎。

🔑 **要点**

1. 在治疗基础疾病的同时，所有患者的营养方案均需优化。营养师应该参与制订营养方案，尤其是在预计患者在 ICU 或住院时间较长的情况下。

2. 营养有两种途径：肠内和肠外。如果经口进食是安全的，并且能够提供足够的营养，则经口进食是首选。

3. NG/NJ/TPN 营养均有再喂养综合征等并发症出现可能，这种并发症可引起低磷、低钾、低镁血症。

病例 3 呼吸急促、吞咽疼痛

病史

患者男性，48 岁，超市员工，出现呼吸急促、吞咽疼痛和声音嘶哑，近 3d 咽喉痛进行性加重，未使用抗生素。患者每年咽喉痛发作数次，但此次症状加重。否认既往其他疾病史，无规律用药史，否认吸烟、饮酒史，患者从昨日开始未上班。

查体

T：38.8 ℃；RR：28bpm；HR：107bpm；BP：100/64mmHg；SpO_2：96%（未吸氧）。患者端坐位，可闻及明显的吸气性喘鸣音，伴流涎、大汗、说话费力。双侧颈部淋巴结无压痛，口咽部扁桃腺三度大伴白色脓性分泌物渗出，口腔内大量唾液，鼻咽纤维软镜提示鼻腔和鼻咽部正常。但是声门炎症明显，会厌呈樱桃红色，杓状会厌襞水肿，声带不肿，活动度可。

问题

1. 此患者的诊断是什么？

2. 需要做哪些检查？

3. 如何处置？涉及哪些医疗团队？主要关注的问题是什么？

讨论

患者初步诊断为急性声门上喉炎，是一种由喉头上部、声带上方包括会厌部声门上的感染引起的危及生命的急症，有上呼吸道阻塞的风险。一旦气道半径减少一半，气道阻力将增加 16 倍（Poiseuille 方程），听到哮鸣音就意味着有 75% 的气道已阻塞。

声门上喉炎包括急性会厌炎，发病年龄具有双峰性，多见于 <10 岁的儿童和 40—50 岁的成年人。既往儿童常见的病原体是 B 型流感嗜血杆菌，但接种疫苗以来，儿童的发病率有所下降。即使接种了疫苗，在儿童中这种细菌感染率也是成年人的 2 倍。目前最常见的病原微生物是 A 组链球菌、金黄色葡萄球菌、肺炎克雷伯菌和 β - 溶血性链球菌。而病毒（如单纯疱疹病毒 HSV-1）和真菌（包括念珠菌）是免疫功能低下患者的重要发病原因。

大多数患者表现为咽喉痛和吞咽疼痛。其他体征包括流涎、构音困难、发热、呼吸困难和喘鸣。成人起病缓慢，发病前出现 1~2d 的咽喉痛，而儿童患病后进展迅速。

在儿童患者中，这种疾病容易与喉炎（喉气管支气管炎）相混淆。会厌炎往往会出现流涎，而喉炎则以咳嗽为主。成人和儿童还需要考虑其他疾病可能，如扁桃腺炎、颈深间隙感染（如咽后或咽旁脓肿），以及上呼吸道、上消化道（咽部）异物。在成人患者中，晚期喉癌也可能有类似的症状。

儿童患者应该推迟进行静脉穿刺和口腔检查，因为翻动患儿可能会导致气道阻塞。成年人对检查的耐受性更高，应该静脉穿刺置管，以及抽血进行血液培养、动脉血气分析（ABG）、血常规和电解质检查。急性情况下应避免进行影像学检查，包括 X 线检查，同时，可以使用床旁鼻咽喉镜直接观察患病部位的病理状态。

这例患者应该在抢救室由一名经验丰富的急诊医师进行初步评估和治疗。在快速评估之后，应该立即请多科会诊，包括高年资麻醉师、耳鼻喉科医师和 ICU 医师。

气道复苏和急救措施包括以下内容。

1. 保持端坐位。

2. 通过非重复呼吸面罩给予 15L/min 氧气保持氧饱和度在 94% 以上。

3. 雾化吸入肾上腺素（5ml，1∶1000 肾上腺素注射液），以减轻组织水肿和炎症。

4. 静脉注射或肌内注射糖皮质激素（如 8mg 地塞米松）以减轻组织水肿和炎症反应。

5. 根据本地微生物学指南静脉应用广谱抗生素（如头孢曲松和甲硝唑）抗感染。

6. 确保床旁有紧急气道推车，包括环甲膜穿刺针头和外科环甲膜切开术套件。

7. 如果有氦氧混合剂，则要求用氦氧混合剂（79% 的氦气，21% 的氧气），因为这种气体比空气密度低且层流高，在紧急情况下可以争取时间。

在拥有紧急气道复苏设备的区域内（比如手术室）进行麻醉 - 耳鼻喉联合气道评估，包括鼻咽喉纤维软镜检查。行气管切开术之前要做到患者知情同意，并在进行任何干预措施之前签署书面知情同意书。

对于可能会出现的并发症，医疗团队的所有成员应该进行深入讨论。最佳方案是让耳鼻喉科医师消毒皮肤并准备进行紧急气管切开术，而麻醉师则尝试在直视下或通过可视喉镜 / 纤维镜进行气管插管。如果失败，耳鼻喉科医师可以尝试进行硬质支气管镜检查、环甲膜切开术或气管切开术。如果由于气道阻塞或困难气道导致插管失败，则应在局部麻醉下行气管切开术。

儿童急性会厌炎的处理方法与成人有所不同。可以使用氧气或雾化剂吸入，如果静脉注射抗生素和糖皮质激素可能会使患儿感到不适，则应推迟使用。首选方案是在父母的陪同下将患儿转移到手术室进行评估和处置。

术后应在 ICU 中给患者常规静脉注射抗生素和糖皮质激素。约 48h 后，如果症状改善，可以尝试拔管。应使用鼻内软镜每日对声门上区进行检查评估。

⚷ 要点

1. 急性声门上喉炎是一种危及生命的气道急症，常在咽喉痛的基础上出现吞咽困难、构音障碍和呼吸困难，在儿童和成人中均有发病。

2. 需要在急诊科抢救室或手术室进行多学科医疗团队管理。该团队应包括一名急诊医师、麻醉师、耳鼻喉外科医师和一名 ICU 医师。

3. 在进行气管插管或气管切开术之前，紧急气道管理应包括通过非重复呼吸面罩给予 15L/min 氧气、肾上腺素雾化、静脉给予糖皮质激素和广谱抗生素。

病例 4　心搏骤停

病史

患者男性，55 岁，在与儿子徒步旅行时晕倒，被送入急诊科，在医护人员到达并行高级复苏之前，进行了 5min 的旁观者心肺复苏。心脏节律是心室颤动（VF），在自主循环恢复（ROSC）之前共进行了 8 次电除颤。既往有高血压和 2 型糖尿病病史，口服药物控制。有吸烟史，没有心源性猝死家族史。

查体

T：37.5℃；BP：105/55mmHg；HR：95bpm（心律整齐）。芬太尼与丙泊酚镇静下行气管插管、通气，查体可闻及正常心音和双侧呼吸音，GCS 评分 3 分（3/15）。

辅助检查

1. Hb：146g/L；WBC：15.3×10^9/L；PLT：275×10^9/L；Cr：95μmol/L。

2. 动脉血气：pH 7.15，PO$_2$ 168mmHg，PCO$_2$ 30mmHg，HCO$_3^-$ 20mmol/L，Lac 7.5mmol/L。

3. 胸部 X 线提示气管插管的位置合适，心电图（ECG）提示前壁导联出现 Q 波。

问题

1. 患者复苏后护理的一般原则是什么？应该开始进行低温治疗吗？

2. 该患者行冠状动脉血运重建的作用是什么？

3. 该患者的预后应如何评估？

讨论

该患者发生了院外心搏骤停（OHCA）并在相对长的时间后实现了成功复苏。OHCA管理的主要目标是最大限度地减少继发性神经系统损伤，适当支持心脏功能并寻找病因。

患者复苏后应采用"ABCDE"原则（A：气道；B：呼吸；C：循环；D：意识障碍；E：充分暴露患者）进行急诊流程化处置，由于大多数患者的格拉斯哥昏迷评分较低，因此在这种情况下应通过气管插管和机械通气来保护气道。除了评估休克的体征（四肢湿冷、皮肤花斑）外，还应注重查找潜在病因的体征（如心脏杂音、腹肌紧张）。插管前必须进行基本的神经系统评估来测算GCS评分，因为这与神经系统预后相关，并为将来的治疗效果对比提供量化标准。

初步检查应包括ECG（检查心肌缺血）、床旁超声（检查肺栓塞、评估心室功能、体液状态或腹主动脉瘤）和胸部X线。其他血液检查包括动脉血气分析和肾功能，因为这些可能提示潜在的病因。D-二聚体和肌钙蛋白通常会升高，需要根据临床实际情况进行仔细评估。

当前的指南建议，应该对OHCA的休克患者给予降温处置，以防止出现继发性脑损伤，即所谓的"亚低温治疗"。建议没有休克的OHCA患者也给予降温处置，通过脱去衣服并输注冷却的盐水或使用外部穿戴的冷却套装，将核心体温降至32~36℃。目的是通过减少细胞代谢来减少继发性脑损伤。

冠状动脉造影在OHCA患者中的作用尚不明确，各治疗中心的临床实践结果也存在差异。对于ECG具有ST段抬高型心肌梗死（即ST段抬高，新出现左束支传导阻滞）征象且高度怀疑有心源性原因的患者，应紧急行急诊冠状动脉造影。对于这位患者来说，鉴于ECG上存在VF和前壁导联出现Q波，应迅速与心内科联系。在大城市中，VF/VT心搏骤停并自主循环恢复（ROSC）的患者可以直接被送入心脏中心治疗，而不需要在急诊科停留。

OHCA患者成功复苏后，只有10%的患者可以存活至出院，而且其中许多人会出现严重的神经功能障碍。虽然很难评估患者的预后，但导致预后不良的因素包括以下几点：心肺复苏延迟、无脉电活动（PEA）或心搏停止、年龄较大和持续昏迷。如果24h角膜或瞳孔无反射、视觉诱发电位缺乏和血清神经元特异性烯醇化酶（NSE）升高，这些指标提示了患者预后不良。

✏ 要点

1. 在发达国家，院外心搏骤停（OHCA）是重要且常见的死亡原因。
2. 复苏后处置应按照"ABCDE"原则进行，目的是使大脑损伤最小化并且对心脏功能给予支持。
3. 推荐对所有休克的 OHCA 患者行治疗性低温治疗，没有休克的患者也建议行低温治疗。
4. 有潜在心脏病因的患者应考虑行冠状动脉造影和再灌注治疗。
5. OHCA 患者的预后通常较差。

病例 5　发热、头痛和皮疹

病史

患者学生，20 岁，被室友发现没有去上辅导班且处于半昏迷状态，随后将其送入急诊科。大学迎新周后的 2~3d，他一直感觉头痛不适。既往因花粉过敏服用过抗组胺药，无其他病史。

查体

T：39.4℃；HR：100bpm；BP：95/60mmHg；RR：16bpm；SpO_2：95%（未吸氧）。面色苍白，可以被间断叫醒按指令活动。GCS 评分 12 分（睁眼 3，语言 4，运动 5）。四肢可见紫癜样皮疹，牙龈出血。神经系统查体可见颈强直。心肺检查无特殊。

问题

1. 此患者诊断是什么，可能有哪些并发症？
2. 需要立即进行哪些检查？
3. 患者在急诊科应接受哪些经验性治疗？

讨论

患者以发热、意识水平下降为主要的临床表现，查体可见脑膜炎征象，这是细菌性脑膜炎的典型表现。如果不能及时识别和治疗，将会危及生命。引起细菌性脑膜炎的两种最常见的病原体是肺炎链球菌和脑膜炎球菌。该患者可能是后者引起的，因为脑膜炎球菌可导致皮疹。另外，牙龈出血提示弥散性血管内凝血（DIC），此症与脑膜炎球菌脓毒症有关。

脑膜炎球菌引发的脑膜炎死亡率很高，即使给予规范治疗，仍有 10%~15% 的患者死于该病。因此，在开始治疗时急诊科医师扮演了至关重要的角色。应按照标准的"ABCDE"原则对患者进行评估和治疗，在进行血液培养和基本血液检查后尽早给予抗生素治疗。头孢曲松和万古霉素可提供广谱的覆盖范围，是一线经验疗法。如果诊断不确定并高度怀疑是病毒性脑炎应加用抗病毒药（即阿昔洛韦）。

除了抗生素外，良好的支持治疗包括静脉补液和升压药，合适浓度的氧气吸入也很重要。尽管有有限的证据表明蛋白 C 浓缩物可以改善凝血功能，但其不能改善死亡率，因此除了针对潜在感染给予治疗以外，没有其他针对 DIC 的特异性治疗方法。地塞米松可以通过减少神经系统并发症使肺炎球菌性脑膜炎患者获益，但对脑膜炎球菌感染没有明显益处。

头部 CT 检查后应进行腰椎穿刺检查。脑脊液（CSF）分析可能提示出现诸如革兰阴性双球菌（脑膜炎奈瑟球菌）之类的微生物，白细胞升高（以中性粒细胞为主），同时出现蛋白升高和葡萄糖降低，同时可以进行 PCR 检测以快速诊断病原体。

该病另一个治疗管理要点是采集患者的接触暴露史，因为在密切接触者中需要预防性使用抗生素。任何长时间（＞8h）与患者密切接触的人，以及直接暴露于患者口腔分泌物的人都需要进行预防性治疗。药物的选择可能会根据当地微生物用药指南而有所不同，但是通常单独使用环丙沙星、利福平或头孢曲松。对于确诊的脑膜炎病例，需要上报公共卫生部门，可以帮助进行接触者追踪和预防。

🔑 要点

1. 以发热和头痛为临床表现的患者需考虑脑膜炎的可能。
2. 脑膜炎球菌引发的脑膜炎是一种进展迅速的致命性疾病，必须早期识别和积极治疗。
3. 疑似脑膜炎患者经验性治疗的抗生素包括头孢曲松和万古霉素，应留取血和脑脊液进行培养（尽可能在使用抗生素前留取标本），以便针对病原体调整治疗方案。
4. 需要联系公共卫生部门，因为这是一种"需要报告"的疾病。

病例6 恶心、呕吐

病史

患者男性，27岁，因恶心、呕吐、全身不适1d就诊于急诊科。诉右小腿疼痛，局部发红。1型糖尿病病史，目前正应用胰岛素治疗，每日皮下注射甘精胰岛素（来得时）和进餐前皮下注射诺和锐。未规律监测血糖，不能回忆上次胰岛素用药时间。

查体

T: 37.6℃；BP: 90/60mmHg；HR: 100bpm；RR: 24bpm；SpO_2: 96%（未吸氧）。皮温低，毛细血管充盈时间为2s；颈静脉搏动（JVP）不可见，黏膜干燥。心肺查体无特殊，腹部触诊提示全腹压痛。右胫骨前皮肤可见一红斑，局部皮温升高、有触痛。神经系统查体正常。

🔍 辅助检查

1. Hb: 156g/L；WBC: 16.7×10^9/L（Neuts: 13.5×10^9/L）；PLT: 210×10^9/L；Na^+: 132mmol/L；K^+: 3.4mmol/L；Cl^-: 98mmol/L；Ur: 11.5mmol/L；Cr: 80μmol/L。
2. 动脉血气分析 pH: 7.15；PO_2 93mmHg；PCO_2: 31mmHg；HCO_3^-: 16mmol/L；Glu: 28mmol/L；Lac: 4.7mmol/L。

问题

1. 该患者诊断是什么？可能的诱发因素是什么？
2. 在急诊科应进行哪些进一步的检查？
3. 该患者最初的治疗步骤是什么？应该如何监测？

讨论

1 型糖尿病患者出现全身不适时首先要排除糖尿病酮症酸中毒（DKA）的可能，其中胰岛素缺乏会导致细胞对葡萄糖的利用受损及酮体的产生，从而出现代谢性酸中毒的表现。DKA 通常在 24h 内发病，恶心和呕吐是其常见的临床表现。另外，呼吸频率升高（Kussmaul 呼吸）可能是对代谢性酸中毒的代偿性反应。DKA 常见的诱发因素包括感染、胰岛素治疗的依从性不佳，以及并发其他疾病。感染和急性疾病促进应激反应发生，产生血糖反调节激素（如胰高血糖素、肾上腺素），导致胰岛素相对缺乏。对于这个病例而言，同时并发了右腿蜂窝织炎，可能是 DKA 的诱因。

糖尿病酮症酸中毒的初始评估包括电解质、血糖、血气分析。另外，应进行尿液检测判断有无尿酮体，有些医院可以检测血酮体来帮助确立诊断。由于该患者出现轻度的低钾血症，故应进行心电图检查。需要进一步检查来查明潜在的诱发因素（如胸部 X 线和尿培养、腿部脓性分泌物拭子细菌培养）。如果近期没有进行过糖化血红蛋白（HbA1c）检查，应检测此项指标以了解近期的血糖控制情况。

DKA 是一种临床常见的急症，虽然死亡率低，但并不应该轻视。初始评估和管理应遵循标准的 "ABCDE" 原则。治疗 DKA 的第一步是快速补液，补液量可能高达数升。该患者出现低血容量性休克的表现，因此应在输注 1L 小剂量的等渗液体（0.9% 生理盐水）的同时监测血流动力学反应（容量反应性）。当血压恢复正常、心动过速缓解时，输液速度可以适当减缓，并按照常规的治疗方案继续补充液体，减少静脉输液量。由于胰岛素治疗会导致钾从血管内移入细胞内，因此需要补钾，每升盐水中需加入 20~30mmol 的钾（相当于约 10% 氯化钾 15~22.5ml）。

DKA 治疗的第二个关键措施是静脉应用胰岛素，可以在降糖同时抑制酮体的生成。胰岛素以 0.1U/（kg·h）速度静脉滴注或注射，即 70kg 患者，每小时输注 7U。DKA 的辅助治疗还包括输注碳酸氢钠治疗（通常仅在 pH < 6.9 的情况下给予，但此方法是否获益证据不足）以及病因治疗（比如应用抗生素治疗蜂窝织炎）。

初始治疗尽可能在监护室中完成，这样可以对患者进行密切监测。同时，根据血流动力学参数调整输液速度，定期检查血清葡萄糖和钾（开始时每小时测一次）。一旦发现血糖降至 10~12mmol/L 以下，胰岛素的输注速度要减慢。定期检查静脉血（或动脉血）的 pH，以及尿液或血酮体，因为当酮体转阴后，患者如能自主进食可由静脉使用胰岛素过渡到皮下注射胰岛素，也就是说皮下注射胰岛素后，静脉使用胰岛素可继续输注 1~2h 后再停用。

对于初始复苏没有快速改善且 GCS 评分较低的患者可进行头部 CT 检查，明确有无脑水肿可能。这类患者往往需要气管插管，在机械通气和充分气道保护的情况下再行 CT 检查。脑水肿更多见于儿童 DKA 患者，但成人也可能发生。脑水肿发病机制尚不清楚，但可能与严重的酸中毒状态，以及液体复苏后液体向细胞内转移有关。

> **⚷ 要点**
>
> 1. 任何糖尿病患者出现不适症状时首先要考虑 DKA 的可能。
> 2. 疑似 DKA 的患者，需要查血清电解质、葡萄糖、尿酮体和血酮体及动脉血气分析。
> 3. DKA 早期治疗的主要方法是补液、补钾和静脉应用普通胰岛素。

病例 7　蜜蜂蜇伤

病史

患者男性，17 岁，于当地公园踢足球时被蜜蜂蜇伤，随后被其母亲送入急诊科。主诉恶心不适，右腿部有皮疹，且逐渐蔓延至身体其他部位，并出现咽部发痒，伴心悸不适。既往有哮喘病史。

查体

T: 36.8℃；BP: 85/60mmHg；HR: 110bpm；RR: 24bpm；SpO$_2$: 95%（未吸氧）。全身检查发现右腿上可见红斑性皮疹，该皮疹向上延伸至躯干，口唇和舌肿胀。心脏检查无特殊，肺部听诊可闻及轻度呼气性哮鸣音。

问题

1. 患者诊断是什么？该病的病理生理过程是什么？

2. 患者如何处理？

3. 如果患者对治疗反应良好，是否需要收入院治疗？需要随访吗？

讨论

该患者发生了过敏反应，过敏反应是一种急性起病、危及生命的过敏或者超敏反应。当满足下列情况中的任意一项时，即可以确立过敏反应的诊断。

1. 急性起病，累及皮肤和（或）黏膜，伴有呼吸功能障碍或低血压。
2. 患者接触已知过敏原后迅速出现以下两种或两种以上症状：皮肤/黏膜受累、低血压、呼吸困难或持续的胃肠道症状。
3. 患者暴露于已知过敏原后出现低血压（成人定义为收缩压＜90mmHg或较基础血压下降≥30%）。

在本病例中，患者无过敏史，但有皮肤/黏膜受累（广泛皮疹）、呼吸困难（呼吸急促、喘息）和低血压，因此符合过敏反应的第一条诊断标准。大多数病例是由I型超敏反应介导的，肥大细胞和嗜碱性粒细胞上预先形成的过敏原特异性的IgE（由先前的致敏原产生）与过敏原相互作用，导致脱颗粒反应和组胺等趋化因子的释放。

过敏反应是一种临床常见的急症，必须迅速识别和治疗。治疗应遵循"ABCDE"原则进行：首先应保护气道，一旦发生喘鸣或明显的舌/咽部水肿的情况时随时做好气管插管准备。其次应补充氧气以维持氧饱和度＞94%；留置大口径的静脉套管针，同时开始补液治疗。

过敏反应最重要的治疗方法是使用肾上腺素。成人的正常剂量是0.5mg（0.5ml，1∶1000肾上腺素注射液），通常在大腿外侧肌内注射。如果没有效果，可以每隔3~5min重复给药一次。

辅助治疗包括支气管扩张药物（沙丁胺醇5mg雾化吸入）、抗组胺药物（氯苯那敏10mg静脉注射）和糖皮质激素（氢化可的松200mg静脉注射），以及小剂量液体滴注控制血压。对于上述治疗无反应者，可以静脉注射肾上腺素50µg，但由于此药有引发心肌缺血的风险，因此只能由高年资急诊医师、麻醉医师或ICU医师给药。如有可能，应去除过敏原，如本病例中昆虫叮咬滞留的毒物或其他潜在来源，如胶体溶液或血液制品。

如果患者出现了严重反应或需要多次注射肾上腺素进行治疗时，应该收入院观察。而那些只注射一剂肾上腺素而无症状的患者，6h后可以出院。出院时，患者应接受肾上腺素自动注射器（"肾上腺素笔"，通常剂量为0.3mg）的治疗，并且每日需口服一次泼尼松龙，疗程应小于3d。同时需要有过敏专家进行随访，并安排进一步的检查，以确定过敏原并开始预防性治疗。

英国指南建议，肥大细胞类胰蛋白酶应在患者抵达医院时检测，随后在2h和12h进行复测。这可能有助于在特殊情况下（如在全身麻醉下）患者出现过敏反应时或在特征不典型时（如孤立性血管性水肿）明确诊断。但是，不应在临床中为了血液检测而延误治疗。

🔑 **要点**

1. 当看到患者有皮肤/黏膜症状、呼吸困难和（或）低血压时，一定要想到过敏反应，尤其是在接触了可疑过敏原之后。
2. 肾上腺素 0.5mg 肌内注射是过敏反应的一线治疗方法。
3. 任何发生过敏反应的患者至少应观察几个小时，以防出现症状反复，任何出现严重反应的患者都应该入院治疗。

病例 8　严重肺部感染

病史

患者男性，55 岁，咳嗽咳痰、呼吸急促 3d 来诊。既往慢性阻塞性肺疾病（COPD）反复发作，无 ICU 住院史，有吸烟史和 2 型糖尿病病史，每天吸入噻托溴铵和皮下注射甘精胰岛素（来得时）治疗。

查体

T：38.5℃；BP：85/50mmHg；HR：105bpm，RR：25bpm；SpO_2：94%（吸氧 4L/min），体重 90kg，右下肺可闻及粗湿啰音和支气管呼吸音。

🔍 辅助检查

1. Hb：160g/L；WBC：18.5×10^9/L；PLT：200×10^9/L；Cr：135 μmol/L；Lac：3.5mmol/L；血、痰培养结果未回报。
2. 胸部 X 线示右肺下部模糊影。
3. 给予 500ml 液体快速输注，留置导尿管，开始经验性使用广谱抗生素（万古霉素和哌拉西林 - 他唑巴坦）。将患者转至 ICU 接受进一步治疗，留置中心静脉导管和动脉管路。

问题

1. 入院最初的几小时，ICU 的治疗目标是什么？应该监测哪些参数来评估治疗效果？
2. 6h 后，已静脉输注 6L 液体，血压维持在 85/50mmHg，尿量为 30ml/h，乳酸升高至 4.5mmol/L。对这种情况的定义是什么，进一步治疗的概述是什么？
3. 危重患者的血糖应如何管理？

讨论

该患者表现出的症状和体征提示脓毒症，肺部感染可能是其诱因。发热、低血压、心动过速和低氧血症，以及白细胞和乳酸升高，所有这些指标均提示感染时炎症反应的失调，这就是所谓的脓毒症综合征的表现。

患者早期给予了充分的复苏治疗，这一点将在本书的病例 18 中进行详细的阐述。早期复苏的目的是恢复灌注，防止发生器官功能障碍。术语"早期目标导向治疗"（EGDT）指的是在来诊后的前 6h 内给予静脉补液，并根据各种生理学参数来指导液体复苏的管理。治疗目标参数如下。

1. 平均动脉压（MAP）≥65mmHg。

2. 尿量≥0.5ml/（kg·h）。

3. 中心静脉压 8~12mmHg。

4. 中心静脉氧饱和度（ScvO$_2$）≥70%。

5. 乳酸下降。

按照以上指标指导复苏治疗是否带来获益，相关随机研究的结论是相互矛盾的，但大多数医院依然将其作为液体复苏的标准方法去执行。特别是在 ICU 病房，经常通过小剂量液体给药同时连续测量这些参数 [CVP 8~12mmHg、MAP≥65mmHg 和尿量≥0.5ml/（kg·h）] 来指导液体复苏治疗，以便于随时调整补液速度。

回到本病例，6h 后复查，患者的 MAP 为 62mmHg，尿量＜45ml/h（体重 90kg），乳酸升高，这些参数仍提示灌注不足。除此之外，尽管表面上进行了充分的液体复苏（1L/h），但仍存在难治性低血压和灌注不足，提示患者存在感染性休克。在这种情况下，需要使用升压药和正性肌力药物。

众所周知，MAP 是心排血量（CO）和全身血管阻力（SVR）的乘积。一般来说，用于感染性休克的一线血管升压药是去甲肾上腺素，它可以作用于 α$_1$ 和 β$_1$ 肾上腺素能受体，引起血管收缩（增加 SVR），从而导致心排血量增加。它通过中心静脉导管持续输注给药，可以根据上述参数（MAP 和尿量）进行剂量调整。如果一线升压药使用最大剂量仍不能满足需求，则需加用第二种药物，比如肾上腺素、多巴酚丁胺或血管升压素。

治疗目标除了使血流动力学稳定外，对引起感染性休克的其他方面也需要进行干预，包括糖尿病和胰岛素的管理也很重要。高血糖（血糖＞10mmol/L）与不良预后相关，可能是由于感染时应激反应或同时存在糖尿病的缘故。在这种情况下，可以使用普通胰岛素持续输注或短效胰岛素间歇性给药易于调整剂量，同时可降低发生低血糖的风险。一般来说，血糖目标值控制在 7.5~10mmol/L，胰岛素输注速度需要滴定控制，因为胰岛素强化治疗会增加低血糖的风险，从而导致死亡率增加。

> **✐ 要点**
>
> 1. 早期目标导向治疗监测各种生理参数，包括 MAP≥65mmHg 和尿量≥0.5ml/（kg·h），来指导脓毒症早期 6h 内的液体复苏治疗。
> 2. 感染性休克的定义：给予充足的补液治疗，但仍存在顽固性低血压，需要使用血管升压药和正性肌力药（如去甲肾上腺素）来维持灌注。
> 3. 高血糖在危重疾病中很常见，尤其是糖尿病患者，可以通过胰岛素持续输注来控制高血糖，以维持目标血糖值在 7.5~10mmol/L。

病例 9　交通事故

病史

患者男性，35 岁，驾驶车辆与另一辆车正面碰撞，随后被救护车送入急诊科。两辆车都以 50 英里时速行驶，患者全程均系安全带。在救护车上，尽管给予输注 0.9% 生理盐水 1L 和 1 个单位 O 型悬浮红细胞。但患者的呼吸频率、心率和神志不清的程度仍继续在恶化。

查体

T：35.8℃；BP：91/49mmHg；HR：130bpm；RR：32bpm；SpO$_2$：97%（非重复呼吸面罩吸氧 15L/min）。到达急诊科抢救室时，患者定向能力差，无法说出自己的名字和年龄。患者呼吸急促且困难，胸部有明显的安全带勒痕。胸部扩张对称，两肺底部呼吸音减弱。颈部有明显的颈静脉怒张，心音低钝。其余查体无特殊，头部、脊柱、腹部或四肢没有受伤。

🔎 **辅助检查**

床旁 X 线胸片显示纵隔可疑增宽，心影增大，双侧多处肋骨骨折。双侧肺野模糊。此时患者生命体征有所好转，但仍不稳定。随后立即被送往手术室进行紧急开胸手术。

问题

1. 该患者可能的诊断是什么？
2. 休克的定义和体征是什么？
3. 低血容量性休克的患者如何处理？

讨论

该患者遭受钝性创伤，导致心脏压塞、双侧血胸和低血容量性休克。休克指的是器官灌注和组织氧合不足。受伤患者最常见的原因是失血所致的低血容量性休克，但其他原因包括心肌功能障碍所致的心源性休克、交感神经功能障碍所致的神经源性休克或大血管或心脏梗阻所致的梗阻性休克。

根据导致器官灌注不足的原因，很容易判断是何种休克类型。休克早期的体征包括心动过速，由于周围血管收缩，毛细血管再充盈时间减少，心动过速是身体试图保持心脏储备和保证外周血供的一种反应，这是由儿茶酚胺和血管活性激素释放引起的，如此一来会导致舒张压升高和脉压的降低。因此，测量脉压而不是收缩压，可以更早地发现低血容量性休克，因为收缩压下降之前，身体可能已经失去多达 30% 的血容量。大脑低灌注最初会引起烦躁，之后会出现谵妄症状。总之，排除其他因素影响后，心动过速、皮温低和脉压缩小成为休克的早期表现。

急性情况下大量失血可能只会导致血红蛋白或血细胞比容水平的轻度下降，而更常见的是血管收缩和细胞缺氧所导致的乳酸水平升高，静脉血气 pH 下降。这里需要强调的是，创伤患者需要提前干预，不要等到发生低血压后才开始补液治疗。补液的目的是维持器官灌注和组织氧合。初始液体复苏选择晶体液，小剂量给予，一般儿童为 20ml/kg，成人为 1L。为了防止体温过低，要确保输注的晶体液适当加温。对于那些大量失血的患者，可以考虑尽早输注红细胞，并启动大出血应对预案。

目前的创伤指南建议，一定程度的低血压在某些情况下是可以接受的。这被称为"平衡复苏"或叫作"允许性低血压"。目的就是稳定已经形成的血凝块，防止激进的升高血压破坏早期形成的血凝块而加剧出血。这一理论目前仍然处于进一步探讨之中，具体执行应该遵循当地的指南要求。对于任何低血压创伤患者来说，治疗决策可能很复杂，应尽早寻求有丰富经验的上级医师帮助以指导治疗。

为了评估对液体复苏的反应，应监测患者意识状态、心率和皮肤温度或毛细血管再充盈时间有无改善（如前所述，这些都是休克的早期体征）。尿量监测也是一个良好的指标 [成人＞0.5ml/（kg·h）]。

对初始液体复苏的反应是决定后续治疗的关键。存在 3 种可能性。

1. 患者血流动力学正常，组织氧合充足，复苏后生命体征平稳。说明该患者对液体治疗反应良好，此时失血量在 10%~20%。

2. 患者血流动力学稳定，在液体治疗后生命体征有改善，但仍有心动过速和少尿情况。说明该患者对液体复苏治疗有暂时的反应但仍不足。进一步加强液体治疗，患者的组织氧合可能会改善，但如果没有反应，说明需要明确的外科治疗。此时，失血量在 20%~40% 甚至更多。

3. 患者血流动力学不稳定，尽管进行了积极的液体复苏，但病情仍持续恶化。

在这种情况下，可能需要紧急外科治疗及持续给予血液替代品治疗。

根据输血的紧急程度，有以下血液制品可供选择。O 型 Rh 阴性浓缩红细胞可用于没有时间等待交叉配血的失血患者。从实验室获得 ABO 血型和 Rh 血型相容的同型血液制品需要 10~20min，这对于需要快速输血者很有用。完全交叉配血获得的血液是最佳的血液制品，从实验室获取需要约 1h。

除了输血（红细胞）外，不要忽视血小板、新鲜冷冻血浆和冷沉淀的输注。在严重创伤患者中，约 30% 可以因大量失血消耗凝血因子而导致凝血功能障碍。这类患者应确保在 1h 内进行全面的凝血相关筛查，以便及早发现此种情况。

遇到创伤患者，寻找出血原因并给予相应处置是治疗重点。辅助检查包括超声创伤重点评估（FAST），以及胸部、骨盆和四肢长骨的 X 线检查。在严重创伤的情况下，现在公认的做法是从头部到大腿进行 CT 扫描。在查找危及生命的创伤部位时，这是一种快速而准确的方法，为进一步治疗和手术干预提供线索。在转运至 CT 室之前，确保患者的血流动力学稳定，因为转运时间可能会延长，在转运途中或在做 CT 时一旦病情恶化很难处理。

⚷ 要点

1. 休克指的是器官灌注和组织氧合不足。临床表现包括心动过速、脉压减小和皮温低。
2. 低血容量性休克的治疗应包括加温晶体液复苏，早期考虑输血以恢复血管内容量，提高供氧能力。
3. 应在复苏过程中明确低血容量性休克的原因并加以解决。如果患者病情稳定，可以考虑完善做超声、X 线和 CT 扫描。

病例 10　液体复苏

病史

患者男性，48 岁，驾驶车辆以 45 英里时速与对面汽车正面碰撞。来院时有一侧开放性胫骨骨折，腹部皮肤发绀及腹胀明显。急诊初步评估提示患者低血压及心动过速，立即决定启动液体复苏以改善休克状态。

问题

1. 0.9% 的生理盐水和乳酸钠林格液的成分是什么？

2. 输注的液体在身体中是如何分布的？

3. 输注 1L 晶体液、1L5% 葡萄糖溶液、1L 血液在体内分别是如何分布的？

讨论

复苏液体可分为晶体液和胶体液两类。晶体液由水溶性分子（如生理盐水、乳酸钠林格液）组成。胶体液由非水溶性分子（如明胶制品）组成。

生理盐水（0.9%氯化钠）含有钠（154mmol/L）和氯（154mmol/L）。乳酸钠林格液含有钠 131mmol/L、氯 111mmol/L、钾 5mmol/L、钙 2mmol/L 和碳酸氢盐 29mmol/L（以乳酸盐形式输注，进入人体后代谢为碳酸氢盐）。

人体 60% 的体重是水，其中 2/3 位于细胞内，1/3 位于细胞外。细胞外液进一步细分为间质性液体（75%）和血管内液体（25%）。因此，一位体重 70kg 的人，含有 42L 水，其中 28L（2/3）是细胞内的，14L（1/3）是细胞外的。细胞外液 75%（10.5L）为间质液，25%（3.5L）为血管内液体。

因此，根据上述分布特点，就可以计算每升晶体液（如 0.9% 生理盐水或乳酸钠林格液）进入血管内的容量。这两种液体钠含量与血浆相似，这就意味着全部 1L 液体进入人体后，将主要分布在细胞外液。因此，750ml（75%）为间质液，250ml（25%）为血管内液。而 1L5% 的葡萄糖或葡萄糖溶液均匀分布于全身，因此 666.6ml 分布到细胞内，333.3ml 分布到细胞外。而细胞外液中，间质液为 250ml（75%），血管内液为 83.3ml（25%）。由此可知，同样输注 1L 的晶体液和葡萄糖，最终在血管内的量前者是后者的 3 倍，所以一般选择晶体液作为首选复苏液体。另外，在输血时，所有血液制品都分布在血管内，因此血液制品（比如浓缩红细胞、血浆、清蛋白等）成为低血压液体复苏的理想选择。

使用胶体如明胶溶液的缺点是，它们含有不溶性蛋白质，可能导致凝血异常，干扰血液交叉配型，并可能导致过敏反应。虽然胶体液初始扩容效果较好，但现有证据表明，使用晶体或胶体液进行液体复苏在降低死亡率方面没有显著差异。这一点在《生理盐水与清蛋白液体评估（SAFE）（2004 年）》的研究中得到了证实。该研究表明，使用白蛋白（胶体）和生理盐水（晶体）的 ICU 患者，两者容量复苏的临床效果相似。进一步的研究显示，创伤性脑损伤的患者输注胶体液比晶体液更容易导致死亡。

🔑 要点

1. 低血压患者复苏时，输注 1L 晶体液其中有 250ml 分布于血管内；输注 1L5% 的葡萄糖仅有不足 100ml 液体分布于血管内；输注 1L 血液制品血管内容量也相应增加 1L。

2. 高级创伤生命支持指南（ATLS）和 SAFE 研究推荐使用晶体液复苏而不是胶体液复苏。晶体液更便宜，而且不会表现出胶体液的不良反应（凝血功能障碍和过敏反应）。

病例 11　严重烧伤

病史

患者男性，48岁，在火灾中受伤并失去意识，被救出后送到急诊科抢救，起火原因和患者暴露在火灾中的时间不明。

查体

RR：22bpm；HR：107bpm；SpO_2：88%（未吸氧）。血压测不出，鼻毛烧焦，唾液含碳渣，口咽水肿，面部和颈部广泛深二度烧伤，胸部和上肢三度烧伤，胸廓扩张受限。

问题

1. 热烧伤如何进行分级？
2. 热烧伤患者如何处置？
3. 电烧伤需要注意哪些问题？

讨论

该患者热烧伤较重，而且烟雾吸入的风险很高。烟雾吸入及烧伤的并发症包括气道阻塞、胸廓扩张受限、一氧化碳中毒、低血容量性休克（由于烧伤导致毛细血管通透性增加和血管内液体丢失）、筋膜室综合征和横纹肌溶解。

一度烧伤伤及表皮，相当于晒伤，愈合后不会留下瘢痕。二度烧伤可分为浅二度（伤及真皮乳头层）和深二度烧伤（伤及真皮网状层）。浅二度烧伤呈粉红色、疼痛和发白，渗出较多，疼痛敏感，形成水疱，但不会留下瘢痕，约需要 2 周才能痊愈。深二度烧伤皮肤不发白、无痛或疼痛不敏感。由于毛细血管血栓形成，深二度烧伤可出现固定的皮肤色素沉着。由于表皮细胞起源于毛囊皮脂腺，而表皮细胞的毛囊皮脂腺分布较稀疏，所以深二度烧伤需要 4~6 周才能痊愈。

所有烧伤患者应考虑预防性使用破伤风。浅二度和深二度烧伤可以使用化学药剂清除无法存活的组织，这些药剂具有抗菌特性并能滋润组织。伤口应保持清洁，并由专科护士和整形外科医师定期检查。三度烧伤皮肤呈现白色或黑色，无痛，伤及的层面比真皮更深，需要清创和浅层皮肤移植（自体移植到真皮层）。一般来说，烧伤患者不建议全身性预防性应用抗生素，这是因为烧伤后的焦痂虽有细菌感染但无血供，所以局部应用抗生素效果更佳。烧伤患者更需要注意的是其他并发症，比如肺炎、电解质紊乱（高钾血症）、急性肾损伤和急性应激性胃溃疡（Curling 溃疡）。

烧伤患者的管理应从气道评估和把握最佳时机开始。查找有无烟雾灼伤的临床表现，比如口咽水肿或发现口咽部碳渣、声音改变、眉毛或鼻毛烧伤，以及面部、颈部和胸部明显烧伤。在评价烟雾吸入对肺部影响方面，支气管镜检查是金标准。咽部水肿和一氧化碳中毒可以引起气道阻塞从而导致呼吸衰竭，其表现为恶心、头痛或神志不清。如果没有脊椎损伤，应将患者床头抬高 30° 以减少头部和颈部水肿。所有烧伤患者应通过非重复呼吸面罩给予 15L/min 的氧气，并考虑早期经口气管插管。高浓度氧气会加速一氧化碳和血红蛋白的解离。通常，一氧化碳 - 血红蛋白（碳氧血红蛋白，HbCO）化合物在室温中的半衰期约为 4h，但在高浓度氧气下的半衰期缩短至不足 1h。碳氧血红蛋白水平＞60% 与高死亡率相关。获得基础动脉血气分析和碳氧血红蛋白水平；动脉血气分析中的 PO_2 不能真实反映患者中毒程度，因为它不是一氧化碳中毒的准确预测指标。胸部 X 线片检查也很重要，这样可以追踪肺功能随时间的变化情况。如果胸部烧伤呈圆形，限制了胸壁的运动，可能需要行紧急焦痂切除术。

烧伤的严重程度是基于烧伤的深度和体表烧伤面积（BSA）来判断的。成年人中，BSA 可以用"九分法"来估算，或用患者手掌（含五指）约相当于其身体表面积的 1% 来估算。了解这一点，对液体复苏的治疗非常重要。

烧伤患者初始液体复苏对于纠正低血容量性休克至关重要，因此当严重烧伤时，需要为患者行静脉置管。不同的医院使用不同的计算公式补液，但 Brooke 公式和 Parkland 公式是最常用的。在下式中，Brooke 公式使用 2ml，Parkland 公式使用 4ml：

Brooke 公式：24h 总补液量 =2ml× 体重（kg）× 总烧伤面积（TBSA%）

Parkland 公式：24h 总补液量 =4ml× 体重（kg）× 总烧伤面积（TBSA%）

烧伤后前 8h（不是在急诊科就诊的时间）补总量的 1/2，其余的于后 16h 内完成输注。液体通常选择乳酸钠林格液（Hartmann 液）。例如，70kg 男子烧伤面积为 30%，24h 内需要（2~4）× 70 × 30=4200~8400ml 的 Hartmann 液。成年患者每小时尿量应保持在 0.5ml/（kg·h）以上，并相应调整输液速度。由于烧伤患者的血压和脉搏有时很难记录，因此尿量成为衡量液体复苏反应的准确指标。对于这类患者容易并发肌红蛋白尿或横纹肌溶解症，因此需要积极地进行液体复苏和（或）输注碳酸氢钠。

由于身体不能缓冲碱，所以碱烧伤的作用更持久，碱烧伤比酸烧伤的危害性更大。由于电灼伤可以损伤人体内部组织，比如电阻较小的神经和血管，因此电灼伤对人体造成的伤害要比表面看到的严重。电灼伤还有可能导致心律失常，因此应该完善心电图检查。

🔑 要点

1. 早期高浓度吸氧有助于预防和治疗缺氧和一氧化碳中毒。
2. 如果口鼻、咽部、面部或颈部有烧伤迹象，及早处理患者的气道（必要时经口气管插管）是至关重要的，因为这些患者的气道损伤有可能迅速进展。
3. 积极的液体复苏有助于预防和治疗低血容量性休克和横纹肌溶解。

病例 12　疼痛性皮疹

病史

患者女性，18 岁，因口腔溃疡伴疼痛和皮肤剥脱，在母亲陪同下到急诊科就诊。患者主诉发病初期仅有一个小的嘴唇溃疡，但发展迅速，疼痛进行性加重，特别是当进食水时。患者之前因休假有长时间进行日光浴和开派对经历。不过，近日开始出现了发热、咽痛和肌肉疼痛。否认任何无保护的性行为或使用违禁药物。既往有癫痫病史，一直服用丙戊酸钠治疗，但最近已经替换成了拉莫三嗪。否认过敏史，有度假期间饮酒史。

查体

T：36.6℃；BP：112/58mmHg；HR：105bpm（律齐）；RR：20bpm；SpO$_2$：98%（未吸氧）。患者皮肤白皙，颜面及胸部可见有广泛的红色丘疹，嘴唇和牙龈上都出现明显的水疱和溃疡。

问题

1. 患者最有可能的诊断是什么？
2. 根据患者的情况怎样区分此病的严重程度？
3. 最有可能导致此次发病的诱因是什么？
4. 此疾病的并发症有哪些？

讨论

Steven Johnson 症候群（SJS）和中毒性表皮坏死松解症（TEN）均是可致命的皮肤疾病。表皮剥脱＜体表面积的 10% 是 SJS，表皮剥脱＞30% 为严重的 TEN 综合征，表皮剥脱介于 10%~30% 为重叠综合征。SJS/TEN 在英国很少见，估计发病率为 1~2/100 万例，而人体白细胞抗原 B75（HLA-B75）阳性的人群中此病发病率增加。

SJS/TEN 的鉴别诊断包括其他大疱性或感染性疾病，如多形红斑、寻常型天疱疮、天疱疮综合征、IgA 大疱性皮肤病、葡萄球菌性烫伤样皮肤综合征（SSSS）和坏死性筋膜炎。

SJS/TEN 是一种急性且具有潜在生命威胁的皮肤黏膜性疾病，其特征是进行性皮肤损伤和黏膜表面炎症。如果不加以治疗，可能会导致多器官衰竭。SJS 的死亡率＜10%，而发展成 TEN 后死亡率上升至 30%。诊断 SJS/TEN 的患者在黏膜皮肤破坏之前可能会有以下前驱症状，如发热、头痛、咽痛、全身不适和肌肉疼痛。该病早期特殊症状表现为皮肤相关的敏感和疼痛。皮疹形态可以从"紫癜样"到"靶样"表现不一，好发于面部、躯干上半部和四肢的近端。病变部位可能会融合，病变表皮稍用力就很容易剥脱（尼氏征）。表皮的脱落暴露了底层的真皮，浆液渗出，从而增加了继发感染的风险。

需要注意的黏膜损伤部位，包括口腔、眼和生殖器，受影响的比例分别为 90%、80% 和 60%。疾病持续发展，可能会导致视力丧失、营养困难，以及排尿和生殖功能受损。其他并发症包括食管狭窄、弥散性血管内凝血、呼吸衰竭和急性肾损伤。

可以使用 SCORTEN 评分法来评估 SJS/TEN 发作的严重程度。以下是此病引起死亡的独立危险因素，每项得分 1 分。得分为 5 分或 5 分以上的死亡率＞90%。

1. 年龄＞40 岁。

2. 合并恶性肿瘤。

3. 心率＞120bpm。

4. 血尿素氮＞10mmol/L。

5. 初次表皮损失＞10%。

6. 血中碳酸氢根＜20mmol/L。

7. 血糖＞14mmol/L。

初步治疗计划应着重于病因治疗（表 12.1）。血液检查应包括血常规、红细胞沉降率、C 反应蛋白、肾功能、电解质（包括镁、磷和碳酸氢根）、葡萄糖、肝功能、凝血功能和支原体血清学检测。临床表现拍照记录可用于监测黏膜皮肤受累变化情况。

表 12.1　史蒂芬强生综合征 / 中毒性表皮坏死松解症的常见病因

药物	感染	其他
卡马西平	病毒	血液系统恶性肿瘤
拉莫三嗪	单纯疱疹病毒（HSV）	自身免疫性疾病
苯妥英钠	腺病毒	物理性损伤、放疗或文身
别嘌醇	柯萨奇病毒	先天特发性因素
含硫抗生素	EB 病毒（EBV）	
柳氮磺吡啶	巨细胞病毒（CMV）	
非甾体抗炎药	细菌	
	支原体	
	链球菌	
	变形杆菌	
	真菌	
	荚膜组织胞浆菌病	

　　最初可能需通过静脉补液来补充从表皮流失的大量液体，同时根据个人情况给予一定量的镇痛药。因口腔受累而出现严重的进食困难时，应为患者留置鼻胃管喂养。同样，在泌尿科采取介入治疗时应尽早进行导尿管留置，这将有助于监测液体平衡。

　　如果没有全身麻醉或强效镇痛药（如阿片类药物或氯胺酮），清洗伤口时患者通常疼痛难忍。但是，可以根据本地实际情况，使用温盐水联合润肤剂和局部抗生素进行常规冲洗。

　　SJS/TEN 患者应转诊至 ICU 或加护病房进行专科护理。需要加强监测和管理，以便于处理急性并发症和多器官衰竭。

🔑　**要点**

1. SJS/TEN 虽少见，一旦发生会类似烧伤一样危及生命。
2. 早期液体复苏和伤口护理对取得最佳预后非常重要。
3. 应计算所有患者的 SCORENTEN 评分，以便于预测死亡率。
4. 由于涉及多个系统及多种并发症，因此需要多学科管理，包括重症监护、营养师、药剂师、专科护士、眼科和泌尿科。

病例 13　淹溺

病史

患者男性，19 岁，主因"心搏骤停"被送入急诊科。目击者称患者醉酒后失足落入水中并被救出，患者浸在非常冷的水中约 10min。该男子当时已没有生命迹象，目击者立刻进行心肺复苏（被送至急诊科前一直进行心肺复苏），院前救护人员尚未进行电复律或给予任何药物。到目前为止心搏骤停时间约 25min。

查体

在检查脉搏时，进行了以下评估。

1. 患者已插入声门上气道通气装置并正在通气。

2. 整个肺野可闻及粗湿啰音，在高流量吸氧情况下血氧饱和度未测到。

3. 脉搏未触及，心脏停搏状态。在左肱骨近端插入了一个骨通路留置针。

4. GCS 评分为 3 分，双侧瞳孔等大固定为 5mm。

5. 核心体温 29℃，没有外伤迹象。

🔍 辅助检查

动脉血气分析 pH：7.015；PO_2：35mmHg；PCO_2：13mmHg；HCO_3^-：16mmol/L；BE^-：10mmol/L；Lac：9.6mmol/L；Glu：17mmol/L。

问题

1. 患者治疗方案是什么？

2. 直流电复律适应证是什么？使用什么药物？

3. 何时考虑停止心肺复苏？

讨论

该名男性溺水诊断明确，应按照高级生命支持（ALS）原则进行管理。当救援人员将患者移交给急诊救护团队时，应继续进行 CPR，并且在 2min 的 CPR 周期结束时，在团队负责人的指导下应进行简短的初始评估。这个评估过程应在 10s 内完成，如果没有明显的脉搏或生命迹象，则应重新开始 CPR。通气方法有几种，最简单的方法是通过连接到高流量氧气的人工呼吸器给患者提供氧气支持。如果是训练有素的救护人员，应将其更改为声门上气道通气装置（LMA）或最好尽快进行气管插管。在淹溺情况下，早期气管插管对患者是有利的，因为这样可以增加呼气末正压（PEEP），使塌陷或充血的肺泡恢复功能。一旦建立气管插管，建议连续胸部按压 100bpm 及人工通气 10~12bpm。淹溺经常会引起颈椎损伤，这可能会增加处理的难度。如果没有潜水或头部受伤的证据，其颈椎损伤的发生率仅为0.5%，因此不是在每种情况下都需要采取脊柱预防性保护措施。

在尝试进行复苏时，应寻找并纠正可能导致心搏骤停的可逆原因。其中包括缺氧、低体温、低血容量、低钾血症或高钾血症（和其他电解质）、张力性气胸、心脏压塞、中毒和血栓栓塞（5H 和 5T）。

该患者情况很复杂，有几种潜在的可逆原因。由于污染的进入没肺部并与肺表面活性物质混合，因此淹溺时常伴发有肺水肿。同时，气管插管和吸入加热的高流量氧气是逆转缺氧的关键。

患者酗酒合并长时间淹溺预示患者可能血容量不足。应使用温热的 0.9% 生理盐水或其他晶体溶液补充患者的血容量。并应尽快进行动脉或静脉血气分析，这样有助于快速识别电解质紊乱并加以纠正。大量饮酒会导致代谢性酸中毒心搏骤停会引起细胞缺氧，可以通过输液方式改善这种情况。对于未能改善的严重代谢性酸中毒患者来说，可以考虑使用 8.4% 碳酸氢钠。

若核心体温为 29℃，在急诊科应尽力使患者复温。可选择方法包括静脉输液加温、脱下湿冷衣物及被动吸入暖空气（Bare® hugger）。如有条件，可以采用先进的升温技术，如膀胱灌洗、腹膜灌洗或体外膜肺氧合（ECMO）。

如果因温度突然变化而导致患者出现心律失常，应按照 ALS 指南进行管理。核心体温<30℃，最多应尝试 3 次直流电复律，而药物（肾上腺素、胺碘酮）需暂停使用直到核心体温>30℃。每次给药的间隔时间应加倍，直到核心体温>34℃。

心肺复苏应该持续多长时间？一般来说没有固定的标准，但是当前的指南建议应综合考虑多种因素，如患者的年龄、淹溺时间、水温和并发症。年轻患者淹没在非常冷（<10℃）的水中，可以延长心肺复苏时间，有时可以超过 1h。

急诊科的箴言是"温暖的死亡才是真正的死亡"，在做出最终决定之前，应努力将核心体温提高到>34℃。若预计需进行长时间的心肺复苏时，应考虑使用心肺复苏机胸部按压设备（如 LUCAS，AutoPulse），因为它们可以防止团队队员的疲劳，最理想的情况就是在到达急诊科时就快速进行心肺复苏机的安装使用。

> **🗝 要点**
>
> 1. 淹溺时颈椎损伤的发生率较低。
> 2. 团队应做好延长心肺复苏的准备。
> 3. 根据核心体温调整药物剂量和直流电复律转复阈值。
> 4. 在考虑停止心肺复苏之前，应将患者核心体温加温至 34℃ 并纠正所有可逆原因。

病例 14　压迫性胸痛

病史

患者男性，62 岁，因"突发胸痛"由绿色通道紧急送来急诊科。1h 前他在做园艺工作时，突然感到胸骨后剧烈疼痛伴有恶心和大汗，无呕吐，疼痛不向其他部位放射。患者既往 2 型糖尿病和高血压病史，无心脏病家族史，无此类症状发作史。目前吸烟，否认吸毒史。

查体

T：36.5℃；P：75bpm（心律失常）；BP：100/60mmHg；RR：20bpm；SpO_2：94%（未吸氧）。患者中度疼痛伴出汗，两侧桡动脉搏动相等，心肺和腹部查体无明显异常。颈静脉压无升高，四肢无水肿。

🔍 辅助检查

心电图如下图所示。

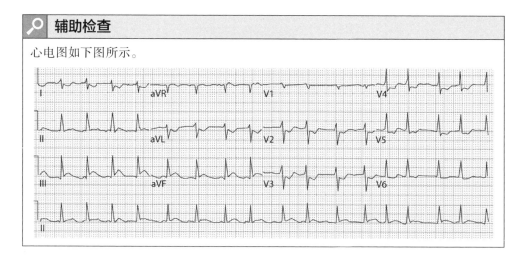

问题

1. 心电图有何异常？目前诊断是什么？

2. 下一步急诊科必须进行的治疗措施是什么？

3. 如果患者在出现症状 3h 后就诊，治疗方案是否有变化？

讨论

该患者有明显的心脏疾病危险因素（吸烟、糖尿病和高血压），以上病史考虑急性心源性胸痛表现。医师必须根据这种表现，将心肌缺血或梗死作为最重要的诊断加以排除，并且立即对此类患者进行 12 导联心电图（ECG）检查。通常情况下，医护人员会迅速做一个 12 导联的 ECG 并立即进行解读。

在这个病例中，ECG 显示下壁导联（II、III 和 aVF）ST 段抬高，前壁和侧壁导联 ST 段反向压低。结合病史和 ECG 的发现，考虑为 ST 段抬高型心肌梗死（STEMI），STEMI 是一种内科急症。II、III、aVF 导联 ECG 改变提示下壁或后壁缺血 / 梗死。

治疗该患者的最初步骤应该按照 "ABCDE" 原则。传统治疗认为即使非缺氧患者也应给予吸氧，但最近的证据表明补充氧气不会令此类患者获益，甚至可能会造成伤害。考虑到此病有导致低血压并累及右心室可能，如果患者没有肺水肿的迹象，应给予静脉补液（250~500ml）。然后进行必要的基本化验，包括血常规、电解质、凝血功能和肌钙蛋白。胸部 X 线片有助于发现肺水肿、估计心脏大小和排除主动脉夹层。控制疼痛首选吗啡，因为吗啡的镇痛效果佳，起效也快，还应根据血压情况适时使用硝酸酯类药物。

急性 STEMI 治疗最重要的治疗目标是冠状动脉再灌注，可以通过经皮冠状动脉介入治疗（PCI）或使用纤溶药物（溶栓）来实现。如果能在到院 120min 内（最好是在 90min 内）进行 PCI 是 STEMI 首选和最佳的治疗。医院应有 STEMI 警报 / 呼叫系统，以便于及时部署和启动 PCI 紧急救援小组。在 PCI 之前，应给予抗血小板治疗，比如负荷量的阿司匹林（300mg）和第二种抗血小板药物（如替格瑞洛 180mg 或氯吡格雷 300mg）。

如果患者延迟到急诊科就诊（如症状发作 3h 后），PCI 仍然是首选。因为 PCI 可以在首次接诊患者 120min 内进行（即到院至再灌注时间）。如果到院后预期提供 PCI 治疗超过 2h（例如，如果患者首诊于无法提供 PCI 的当地医院而需转院时，预期路程＞2h），应选择纤溶治疗作为再灌注治疗策略。一些随机试验表明，与纤溶治疗相比，PCI 在适当的时间内进行，可以改善短期和长期生存率。

🔑 要点

1. 在解剖上相邻导联 ST 段抬高＞1mm 应怀疑 ST 段抬高心肌梗死（STEMI）。

2. 任何怀疑 STEMI 的患者都应考虑 PCI 进行紧急冠状动脉再灌注。

3. 在 PCI 之前，应使用阿司匹林 300mg 和氯吡格雷 300mg 或替格瑞洛 180mg 双重抗血小板治疗。

4. PCI 的替代方法是溶栓治疗，但如果首次接诊患者到再灌注成功控制在 120min 内完成，则 PCI 是首选方案。

二、内科急症

病例 15　胸闷、呼吸困难

病史

患者女性，20 岁，走绿色通道被送往急诊科。自诉过去几个小时呼吸困难进行性加重，伴胸部憋闷感。既往有哮喘病史，平素规律吸入倍氯米松按需吸入沙丁胺醇。今日已多次使用沙丁胺醇吸入，但效果不佳。此前从未因哮喘发作而入院，也没有其他内科并发症。

查体

T：36.0℃；BP：110/60mmHg；HR：120bpm（律齐）；RR：25bpm；SpO_2：94%（未吸氧）。焦虑面容，正力体型，语句不连贯。双肺可闻及广泛的呼气相哮鸣音。

🔍 辅助检查

1. 入院时动脉血气分析（未吸氧）pH：7.43；PO_2：61mmHg；PCO_2：30mmHg；HCO_3^-：22mmol/L。
2. 最高呼气流量为 200L/min（预测值为 450L/min）。

问题

1. 该患者诊断是什么，如何对病情的严重程度进行分级？
2. 概述该患者下一步的管理。如何监测疗效？
3. 如果入院的动脉血气（未吸氧）显示 pH：7.45；PO_2：58mmHg；PCO_2：36mmHg；HCO_3^-：22mmol/L，是否会改变治疗方案？
4. 辅助通气对该患者有何作用？

讨论

　　该患者的病史和检查结果提示哮喘急性加重。哮喘是一种以支气管平滑肌收缩和炎症反应引起的气道阻塞为特征的疾病，这种气道阻塞部分可逆。任何哮喘患者都容易出现急性加重（"哮喘发作"），可由于过敏源（如花粉，霉菌）、呼吸道感染、药物（如 NSAID 或 β 受体阻滞药）或对治疗的依从性不足引起。

　　哮喘急性加重的严重程度分级取决于辅助检查参数，应随时对在急诊科就诊的任何哮喘患者进行评估。中度哮喘急性加重是指哮喘患者症状加重，呼气流量峰值（PEF）比预测值高出 50% 以上。符合以下任意一条即为急性重度哮喘。

　　1. 呼气流量峰值（PEF）33%~50% 最佳预测值。

　　2. 呼吸频率≥25bpm。

　　3. 心率≥110bpm。

　　4. 无法一口气说完一句话。

　　该患者皆符合以上 4 个标准，应考虑为急性重度哮喘。

　　急性重度哮喘患者的初始治疗应遵循"ABCDE"原则，包括 3 个关键干预措施。

　　1. 氧气。应给予吸氧，并调节氧流量以维持氧饱和度在 94%~98%。

　　2. 雾化。应该给予支气管扩张药，即 β₂ 受体激动药（如沙丁胺醇），雾化吸入目的是缓解支气管痉挛。对大多数急性加重的患者，雾化吸入沙丁胺醇 2.5~5mg 都能取得良好的疗效。但如果患者对初始治疗反应不佳，可能需要重复雾化或加用抗胆碱能药物（异丙托溴铵 0.5mg，连续雾化吸入）。

　　3. 糖皮质激素。目的是减轻气道炎症反应，但用药后几个小时才会起效。静脉注射氢化可的松（如每 6 小时 100mg）适用于急性重度哮喘，而口服泼尼松龙（每天 40mg）则足以治疗中度哮喘加重患者。

　　急性重度哮喘的管理最重要的是监测患者对治疗的反应。定期监测 PEF 和血气分析，并进行临床评估（症状、喘息程度、完成句子的能力和氧饱和度），以确保迅速识别出治疗效果不佳的患者。在初始治疗反应不佳的情况下，静脉注射镁剂或氨茶碱等辅助治疗的证据有限，这些辅助治疗应该在请示上级医师后才能使用。

　　医师必须能够识别危及生命的哮喘，其包括以下特征。

　　1. 临床表现　意识改变、胸腹矛盾运动、呼吸困难、低血压、发绀、沉默肺或心律失常。

　　2. 辅助检查　PEF＜33% 预测值、氧饱和度＜92%、PO₂＜60mmHg 或"正常"PCO₂（34~45mmHg，表明呼吸疲劳，无法维持过度通气以提高氧合）。

　　哮喘本质上是一种气道病理改变，因此，出现上述任何一种特征，或者即使哮喘患者还不符合危及生命的标准，但初始治疗反应欠佳，都应将他们尽早转移到 ICU。尽管无创正压通气（NIV）被证实对重度哮喘患者有一定获益，但绝大多数都需要插管和机械通气，有文献报道高达 5% 的重度哮喘患者可能需要辅助通气。即使患者已气管插管或接受 NIV，但继续雾化吸入支气管扩张药和糖皮质激素治疗也很重要，因为这些药物都是治疗疾病的根本，其实机械通气的目的就是等待这些治疗发挥作用的同时，保持机体足够的氧供和减少呼吸做功。尽管做出了这些努力，机械通气患者的住院死亡率仍在 7% 左右，所以在 ICU 的哮喘患者预后不是很乐观。因此，临床医师在急诊科管理哮喘患者必须警惕病情恶化的可能性，并在初始治疗可能无效时，应立刻请示上级医师和（或）ICU 团队。

⚷ 要点

1. 哮喘急性加重是急诊科常见的疾病，初步评估必须包括 PEF 的测定，并与患者的预测值进行比较。
2. 氧气、使用支气管扩张药雾化及静脉 / 口服糖皮质激素是治疗急性重症哮喘的关键步骤。
3. 呼吸困难的哮喘患者出现 PCO_2 正常或升高，表明患者处于危急状态，需要紧急转到 ICU 进行机械通气治疗。

病例 16　咳痰

病史

患者男性，71 岁，因呼吸困难 3d 由绿色通道进入急诊科。自诉咳痰性质与以往不同，为痰量渐多的绿痰。有中度慢性阻塞性肺疾病病史，前几天在家中规律雾化治疗，但治疗效果差。

查体

T：37.5℃；BP：110/70mmHg；HR：120bpm（律齐）；RR：32bpm；SpO_2：87%（未吸氧）；无力体型，静息状态下明显呼吸困难。双肺可闻及广泛的高调哮鸣音。

辅助检查

动脉血气（未吸氧）pH：7.28；PO_2：52mmHg；PCO_2：51mmHg；HCO_3^-：28mmol/L。

问题

1. 该患者初步诊断是什么？需在急诊科进行哪些检查？
2. 描述动脉血气分析的结果，该患者的初始治疗是什么？
3. 1h 后，复查动脉血气分析提示 pH：7.29；PO_2：55mmHg；PCO_2：49mmHg；HCO_3^-：28mmol/L。下一步如何处置，目前需考虑哪些因素？

讨论

该患者为由感染诱发的慢性阻塞性肺疾病急性加重（AECOPD）可能性较大。慢性阻塞性肺疾病（COPD）是一种以不可逆气道阻塞为特征的疾病，患者容易出现病情恶化，其临床特征包括呼吸困难和咳嗽逐渐加重，以及痰量或颜色的变化。正如本患者的临床表现，痰量或颜色的变化大多考虑感染原因，常见的病原体是细菌（特别是流感嗜血杆菌、肺炎链球菌、卡他莫拉菌）和病毒（流感病毒、鼻病毒、呼吸道合胞病毒）。当怀疑病情恶化为感染所致时，首诊后的重要检查包括血常规、电解质和肝功能、动脉血气分析、血培养（特别是如果患者发热）、痰培养、心电图和胸部 X 线片。其中，动脉血气分析对于评估呼吸衰竭尤为重要，关键是与之前的血气分析结果进行比较，看是否有变化。

COPD 急性加重的急诊处理应遵循"ABCDE"原则。调节患者吸氧浓度，使氧饱和度保持在目标值 88%~92%。该患者最初的动脉血气分析表现为 II 型呼吸衰竭合并酸中毒（低氧血症伴高碳酸血症），HCO_3^- 升高提示慢性代谢性代偿。因此，切忌过度吸氧，以保持较低的血氧对呼吸中枢的刺激。尝试通过雾化吸入短效支气管扩张药（如沙丁胺醇 2.5mg 和异丙托溴铵 500μg）打开小气道，同时应全身性应用糖皮质激素（通常为口服泼尼松龙 30mg）以减轻气道炎症。通常会短期使用（5~7d）糖皮质激素，但如果患者在就诊前已使用这些药物，可能有必要逐渐减量。最后，考虑到该患者此次病情加重是由感染因素引起，所以应加用抗生素治疗。抗生素的选择应根据当地抗生素应用指南为指导，一般包括青霉素和大环内酯类（覆盖非典型病原体）或多西环素。理想情况下，这些干预措施都应在就诊后 1h 内给予，之后再复查血气分析重复评估。

该患者即使给予了最佳的处置，但仍然存在 II 型呼吸衰竭合并酸中毒的情况，此时符合使用无创通气（NIV）的适应证，应给予双水平气道正压通气（BiPAP）。使用 NIV 的指征是患者使用最大限度的药物治疗 1h 或更长时间后，仍持续存在呼吸性酸中毒（pH7.26~7.35 且 $PCO_2 > 45mmHg$）。NIV 可以降低呼吸频率和呼吸做功，因此可以改善呼吸性酸中毒症状，降低使用有创机械通气的概率。

在决定准备使用 NIV 之前，关键点是要根据患者发病前和目前状态的评估、目前病情的可逆性、是否存在 NIV 的禁忌证及患者的主观意愿或护理需求来设定治疗上限。采用无创通气后，并不意味着一劳永逸，临床医师应该经常评估患者是否适合插管，是否应该在病房或 ICU 进行治疗。事实上，在某些情况下，在不进行 NIV 的情况下进行全面的医疗管理可能是合适的，甚至可以选择对合并严重疾病的患者进行姑息治疗。

评估能否使用 NIV 的重要标准包括患者呼吸道保护能力、是否有意识且能配合，以及是否能恢复既往生活质量。NIV 的禁忌证包括任何面部烧伤或外伤、上呼吸道阻塞、气胸、无法保护气道、大量呼吸道分泌物、严重并发症和需要正性肌力药或升压药来维持血流动力学的患者（除非在 ICU 中进行治疗）。

一旦决定开始使用 NIV，初始设置通常使用吸气压（IPAP）为 10~12cmH$_2$O，呼气压（EPAP）为 4~6cmH$_2$O，这些参数大多数患者都能耐受。通常在调节 IPAP 参数时以 2~3cmH$_2$O 逐渐向上递增，直到患者耐受极限。在使用 NIV 的同时，可以继续给予氧气吸入，并且应该适当地调控，以保持 88%~92% 的氧饱和度。需要在 NIV 开始后 1h 内重复动脉血气分析，以评估治疗反应，并帮助指导 NIV 的设置及治疗目标，并且应在任何设置调整后 1h 复测动脉血气分析。

♂ 要点

1. AECOPD 比较常见，其特征是呼吸困难加剧，痰量和（或）颜色发生改变。
2. 对 AECOPD 的治疗包括控制性氧疗（将氧饱和度维持在 88%~92%）、给予支气管扩张药雾化和使用糖皮质激素。如果怀疑存在感染性原因，应给予抗生素。
3. 对于尽管采取了最佳方案，仍存在持续性呼吸性酸中毒的患者，应适时选用 NIV 治疗，并在开始治疗前评估治疗的上限。

病例 17　晕厥

病史

患者男性，60 岁，在工作时突然晕倒被送到急诊科。他的同事代诉其在晕倒前感到呼吸急促。既往有多发性骨髓瘤病史，正在接受口服药物维持化疗。既往吸烟史，无其他相关的家族史。

查体

T：37.2℃，BP：85/50mmHg，HR：110bpm（律齐），RR：28bpm，SpO_2：94%（吸氧：6L/min）。神志清楚，GCS15 分，四肢冰冷，毛细血管充盈时间为 2s，颈静脉压升高，余心肺检查无明显异常。左下肢轻度肿胀，无压痛。

辅助检查

动脉血气分析（吸氧：6L/min）pH：7.47；PO_2：64mmHg；PCO_2：28mmHg；HCO_3^-：24mmol/L。心电图（ECG）显示：窦性心动过速，右束支传导阻滞，较前新发。床旁胸部 X 线片：未见明显异常。

问题

1. 根据目前的临床信息，最可能的诊断是什么？鉴别诊断有哪些？
2. 该患者在急诊科的早期治疗有哪些？
3. 应考虑哪种治疗方法，在进行此治疗之前是否需要进一步的检查？

讨论

　　该患者出现呼吸急促和晕厥发作（即晕倒）。主要考虑心肺相关的诊断，包括急性冠状动脉综合征（ACS）、肺栓塞（PE）、心脏疾病（如主动脉瓣狭窄、肥厚型心肌病、主动脉夹层）及其他良性的疾病，如血管迷走神经性晕厥。本案例中，最可能的诊断是大面积的肺栓塞，根据病史（活动性恶性肿瘤，吸烟史）、体格检查结果（提示左下肢深静脉血栓形成和氧合差），以及其他辅助检查（窦性心动过速、新发右束支传导阻滞和低氧血症）可初步诊断。

　　该患者的早期治疗应遵循"ABCDE"原则。在这种情况下，考虑到患者有低氧血症，应通过非重复呼吸面罩吸氧，并建立静脉通路随时准备进行补液。进行基本的血液化验，包括血常规、电解质、凝血筛查（D-二聚体升高原因可能是由于骨髓瘤）。若发现患者严重低氧和低血压，应尽早转至ICU。

　　确诊肺栓塞的方法是肺动脉CT血管造影（CTPA），但在本病例里，患者有血流动力学不稳定和循环衰竭的证据。因此，对于该患者来说进行CTPA是不安全的，经过液体复苏使其血流动力学改善后才可以进行。此时，可由有经验的医师完善超声心动图，评估右心室病变或使血栓可视化。

　　如本例所述，在疑似大面积肺栓塞伴血流动力学不稳定或休克患者，建议首先静脉注射溶栓药阿替普酶10mg，然后在2h内静脉输注90mg。最理想的情况是确诊肺栓塞后使用该药，但临床实际可操作性不佳。使用溶栓药治疗肺栓塞的其他适应证，包括血流动力学稳定的严重右心衰竭、大面积血栓栓塞和由于肺栓塞引起的心跳呼吸骤停。另外需要注意溶栓的禁忌证，包括颅内肿瘤、出血性卒中病史和活动性出血。如果溶栓治疗失败（即患者血流动力学持续不稳定），则可以考虑进行导管定向溶栓治疗或外科栓塞切除术。

♂ 要点

1. 表现为呼吸急促和晕厥的患者应首先排除阻塞性心肺疾病。
2. CTPA可确诊肺栓塞（PE），但仅在患者血流动力学稳定时进行。
3. 溶栓的指征为大面积肺栓塞且血流动力学不稳定的患者，但要注意禁忌证，如脑肿瘤病史或出血性卒中病史。

病例 18　排尿困难

病史

患者女性，70 岁，因排尿困难和尿频 3d 由全科医师转诊至急诊科。全科医师诊疗时，患者主诉乏力伴发热，因此病情分级为二级。既往 2 型糖尿病病史，口服二甲双胍治疗，并经常出现尿路感染。她与丈夫住在同一所养老院。

查体

T：38.5℃；BP：80/40mmHg；HR：110bpm（律齐）；RR：20bpm；SpO_2：95%（未吸氧）。神清急性病容，四肢冰冷，毛细血管充盈时间为 2s，心脏和呼吸系统检查无明显异常。腹部检查发现耻骨上压痛明显。无局灶性神经系统体征，但简易智力测验（AMT）得分为 5/10。

问题

1. 该患者目前的诊断是什么？最可能的病因是什么？
2. 该患者下一步的辅助检查和治疗计划是什么？
3. 哪些因素可以帮助预测该患者预后不良？

讨论

该患者表现出脓毒症的主要症状和体征。本例中这是一种由感染引起炎症反应失调的综合征，很可能由于尿路感染引发，并有可能会导致器官功能障碍。传统上，一般采用全身炎症反应综合征（SIRS）的标准去定义脓毒症及其严重程度，但由于 SIRS 并非总是由感染引起，因此这些标准已被最新共识指南排除。脓毒症的主要临床特征，包括低血压（收缩压＜80mmHg）、心动过速（脉搏＞90bpm）、体温升高（＞38.3℃）或体温降低（＜36℃），严重的病例可能会出现神志改变和周围末梢循环障碍（皮肤冰冷、毛细血管充盈时间延长及发绀等）。

脓毒症的早期识别非常重要，因为脓毒症有很高的发病率和死亡率（高达50%），所以需要及时识别和干预。"拯救脓毒症运动"（Surviving Sepsis Campaign，SSC）建议：疑似脓毒症的患者，应在第 1 个小时内进行以下六项干预措施（即所谓的"脓毒症六项"）。这些干预措施可能会改善预后。

1. 高流量吸氧。

2. 抽取血培养。

3. 监测乳酸。

4. 开始静脉液体复苏。

5. 给予广谱抗生素。

6. 记录准确的尿量（通常插入导尿管测量）。

这些干预措施旨在提供稳定的氧气，寻找感染源，并通过血液培养分离出病原体，监测乳酸和尿量以评估器官灌注情况。静脉液体复苏有助于恢复血容量，应以"大剂量"方式（如 500ml）进行，并应连续进行补液试验，通过血压、心率、乳酸和临床表现来重新评估患者的情况。随机试验显示，患者输注晶体液和白蛋白的结果无差异，但临床上通常会使用前者。为了方便监测静脉压，同时更准确地评价患者对液体复苏的反应或者部分患者建立外周静脉通路比较困难，所以脓毒症患者一般都会建立中心静脉通路。所有脓毒症患者在得到血培养的结果前均应使用广谱抗生素，到血培养结果回报后再制订合适的抗菌方案。一般来说，广谱抗生素应选用万古霉素和哌拉西林 - 他唑巴坦等方案会比较合适，以确保能覆盖到革兰阳性菌（包括 MRSA）和革兰阴性菌，但每家医院具体情况不同，还应根据自己医院的抗微生物工作指南来执行。此外，应完善其他检查，包括血常规和肾功能，其他相关部位的培养（如尿培养或怀疑脑膜炎时可能需进行腰椎穿刺）和筛查其他部位感染源（如胸部 X 线片等）。

脓毒症在住院期间发病率和死亡率均较高，即使患者存活至出院，其出院后死亡和再入院的风险也大大增加。影响脓毒症预后的因素包括患者因素（年龄大、并发症多）、感染部位（与其他来源相比，尿路感染来源的预后更好）、病原体类型（医院内感染死亡率更高）、早期使用抗生素（死亡率可降低 50%），以及早期恢复灌注情况。最近提出了一种改良版的序贯器官衰竭评分（SOFA），称为快速SOFA 或 qSOFA，以帮助识别有死亡风险的患者，这取决于三个因素（呼吸频率≥22bpm、收缩压≤100mmHg 和神志改变），≥2 分与预后差相关。

> 🔑 **要点**
>
> 1. 脓毒症是由感染引起的炎症反应失调综合征，可导致多器官功能障碍和死亡。
> 2. "脓毒症六项"已被证明可以改善脓毒症患者的死亡率，它由 3 种诊断指标（乳酸测定、尿量测定和血培养结果）和 3 种治疗方案（高流量吸氧、静脉液体复苏和广谱抗生素）组成，应在脓毒症诊断后 1h 内进行干预。

病例 19 下肢肿胀、气促伴体重增加

病史

患者女性，55岁，主诉呼吸急促进行性加重3周，伴下肢肿胀和体重增加 10kg，全科医师首诊后送往急诊科。患者否认胸痛及心血管疾病史。否认有任何泌尿系统或胃肠道症状。家族中两位姐姐患有类风湿关节炎。

查体

T：36.7℃；BP：105/70mmHg；HR：90bpm（律齐）；RR：24bpm；SpO_2：93%（未吸氧）。呼吸困难语句欠连贯，但精神和定向可。心脏检查提示颈静脉压（JVP）升高（+6cm），呼吸系统检查发现双肺底部有湿啰音，腹部检查无异常。双膝以下可见凹陷性水肿。

🔍 辅助检查

Hb：114g/L；WBC：8.5×10^9/L；PLT：220×10^9/L；Na^+：131mmol/L；K^+：6.4mmol/L；Ur：35mmol/L；Cr：220μmol/L；HCO_3^-：18mmol/L。静脉 pH 7.25。就诊记录显示 5个月前 Cr 80μmol/L。胸部 X 线片显示：双侧少量胸腔积液和肺野充血。患者收入加护病房（HDU）进一步治疗。

问题

1. 该患者目前的诊断是什么？接下来应进行哪些检查？
2. 加护病房中初始治疗有哪些？
3. 患者需要肾替代治疗吗？

讨论

该患者表现出液体超负荷的症状和体征，结合实验室检查，诊断为急性肾损伤（AKI）伴有低钠血症、高钾血症和代谢性酸中毒。关于急性肾损伤有多种定义，根据改善全球肾疾病预后组织 KDIGO 的标准，符合下列一项即可诊断为急性肾损伤。

1. 48h 内 Cr 升高≥26.5μmol/L；

2. 7d 内 Cr 升高≥1.5 倍基线值；

3. 尿量＜0.5ml/（kg·h），持续 6h。

该患者基线 Cr 值为 80μmol/L，而当前 Cr 值为 220μmol/L，是基线水平的 3 倍，即代表患者存在急性肾损伤。

一般引起急性肾损伤的主要病因分为三类。

1. 肾前性（即灌注不足）；

2. 肾性（即肾脏的内在原因）；

3. 肾后性（即尿路梗阻）。

初始评估需确定急性肾损伤的病因。尿液检查可以帮助鉴别肾内损伤（如肾小球肾炎可见红细胞管型、间质性肾炎可见白细胞管型或急性肾小管坏死可见肾上皮细胞管型），所以这项检查是必不可少且必须立即进行的项目。第二项关键检查是泌尿系超声，用来评估是否有肾后性梗阻，通过超声检查来确定是否有肾积水或输尿管积水。除此之外，还可完善进一步的检查，如肾小球肾炎的血清学检测。

该患者在加护病房的初始治疗重点应放在急性肾损伤的两个主要并发症上即容量和电解质问题。

关于容量状态的评估，应为患者留置导尿管以准确测量尿量，并且应该每小时记录一次液体的摄入、排出和平衡状态。该患者临床表现为容量超负荷，胸部X 线片也支持这一点。因此，这时就需要使用利尿药治疗，既可以减轻症状，又可以明确利尿药对尿量的影响。利尿药首选呋塞米，静脉注射，初次剂量通常为40~80mg，如果反应不佳可剂量加倍。

此患者需要引起注意的电解质异常是低钠血症（可能是容量超负荷导致）、高钾血症和代谢性酸中毒。后两者的原因是由于肾小管损伤导致肾对钾和酸的排泄减少。低钠血症可通过排出水分（通过利尿）来解决，但高钾血症必须立即治疗（胰岛素/葡萄糖、葡萄糖酸钙和钾离子交换树脂）。如果患者肾仍能产生尿液，可以用呋塞米利尿，使体内的钾离子排出。酸中毒可以用碳酸氢盐治疗，但也会随着急性肾损伤的治疗逐渐好转。因此，在这种情况下，最好进行急性肾损伤病因的评估和治疗，并密切监测酸碱平衡，而不是盲目进行补碱。

急性肾损伤中肾替代疗法（RRT）的主要适应证如下。

1. 利尿药难治的液体超负荷。

2. 药物难治的高钾血症。

3. 代谢性酸中毒（pH＜7.1）。

4. 尿毒症引起的各种并发症（如脑病，心包炎）。

该患者可能需要肾替代疗法（以血液透析或持续静脉-静脉血液滤过的形式），但应首先治疗容量超负荷和高钾血症。如果患者对这些干预措施没有反应（体液平衡、高钾血症和酸中毒无改善）或患者的临床状况逐渐恶化（如发展成脑病），则需要进行肾替代疗法治疗。

🔑 要点

1. 急性肾损伤（AKI）是急诊科常见病。

2. 急性肾损伤可由肾前性，肾性或肾后性的病因所引起，因此应完善尿液检查和进行泌尿系超声检查以帮助明确病因。

3. 急性肾损伤中肾替代疗法的适应证包括液体超负荷，难治性高钾血症，代谢性酸中毒和尿毒症并发症。

病例 20　镰状细胞病合并胸痛

病史

患者男性，25 岁，非洲裔，主诉右侧胸痛逐渐加重 3d 而到急诊科就诊。患者诉四肢剧烈疼痛，合并呼吸急促和干咳。既往有镰状细胞病（镰状红细胞贫血病）史，最近几年一直使用羟基脲治疗。否认近期旅行史或传染性疾病接触史。

查体

T: 38.0℃；BP: 110/65mmHg；HR: 95bpm（律齐）；RR: 26bpm；SpO_2: 90%（未吸氧）。急性病容，心脏检查正常，呼吸系统检查发现右下肺有明显的湿啰音。

🔍 辅助检查

Hb: 72g/L；WBC: 15.3×10^9/L（Neuts: 11.5×10^9/L）；PLT: 435×10^9/L，Na^+: 143mmol/L；K^+: 4.2mmol/L；Ur: 9mmol/L；Cr: 90μmol/L。动脉血气分析（未吸氧）：pH 7.40，PO_2 58mmHg，PCO_2 34mmHg，HCO_3^- 23mmol/L。胸部 X 线片显示右下肺高密度阴影。

问题

1. 该患者目前最有可能的诊断是什么？

2. 导致这次发病的最可能原因是什么？

3. 此患者在急诊科应如何治疗？是否需要输血治疗？

讨论

血管阻塞危象是镰状细胞病的重要并发症之一。由于镰状红细胞在血管中积聚导致血管阻塞而引起。该患者可能在肺血管中存在血管闭塞，导致出现急性胸部综合征，约 50% 的镰状细胞病患者会发生这种情况。

急性胸部综合征的诊断依据是影像学显示肺部实变并至少合并以下一种症状：发热≥38.5℃，吸入空气情况下血氧饱和度降低＞2%，咳嗽，胸痛，喘息，使用辅助呼吸肌呼吸，呼吸急促，听诊肺部湿啰音和氧分压＜60mmHg。该患者表现出胸痛和咳嗽，合并有呼吸困难和低氧血症，胸部 X 线片上发现单侧肺部阳性体征；因此，该患者符合急性胸部综合征的诊断标准。该综合征可由多种因素引起，包括感染（通常是非典型病原体，比如支原体）、骨髓缺血和坏死引起的脂肪栓塞、由于阿片类镇痛药过度镇静或肋骨/胸骨骨髓梗死所致吸气量减少而引起通气不足。

急性胸部综合征的急性早期处理包括对有呼吸道症状和（或）体征的镰状细胞病患者迅速识别及时诊断。控制疼痛是初始治疗的关键部分，通常需要高剂量的阿片类镇痛药。可将镰状细胞病患者的个性化镇痛方案存储在急诊科和血液科的患者记录中，以备不时之需。当患者出现脱水或叠加脓毒症时，需要给予液体复苏。但要避免过度补液而引起肺水肿。对于所有血氧饱和度＜92% 或氧分压＜70mmHg 的急性胸部综合征患者，应尽早吸氧，积极排痰，并使用支气管扩张药。最后，由于感染是急性胸部综合征的常见诱因，因此应在早期经验性使用抗生素，并进行病原体检测（比如痰培养、链球菌和军团菌尿液抗原检测）以帮助制订抗感染治疗方案。

输血是急性胸腔综合征的关键治疗之一，其目的不仅是增加血液的携氧能力，而且还会减少镰状红细胞（即 HbS）的百分比，从而进一步降低患血管阻塞危象概率。轻症病例可采用简单的输血，其目标是将血红蛋白提高至约 100g/L。换血疗法，即使用供血者的血液取代患者的血液，一般应用在较严重病例的情况下（例如，多个肺叶受累、明显缺氧、临床情况不断恶化、对简单输血治疗无反应等），同样是将血红蛋白提高至 100g/L。在本例患者中，由于患者的肺部单叶受累且无明显的低氧血症，则按轻症病例处置，输注 2 个单位的红细胞，密切监测其临床情况以免突然恶化，若病情急转直下，应立即进行血液置换。

严重的急性胸部综合征可能并发肺梗死和血管阻塞危象（如肺栓塞），一旦出现疑似病例应进行相应的影像学检查。尽早请血液科会诊至关重要，因为这些患者很可能合并有镰状细胞病相关的心脏并发症（如心肌病、心力衰竭），这些患者可以转到加护病房得到最佳处理。

🔑 **要点**

1. 镰状细胞病患者容易发生血管阻塞事件，从而导致严重疼痛。

2. 急性胸部综合征是肺部血管阻塞事件所致，可能由感染、脂肪栓塞或通气不足引起。

3. 任何怀疑患有急性胸部综合征的患者都应请血液科专科会诊评估是否行进一步检查，以确定是否需要单纯输血或血液置换治疗。

病例 21　发热、皮疹伴乏力

病史

患者女性，35 岁，主因周身不适和乏力 3d 于急诊科就诊。同时患者发现自己的四肢出现了新发皮疹，并在就诊当天出现发热。既往体健，无长期服药史。

查体

T: 38.5℃；HR: 110bpm（律齐）；BP: 90/50mmHg；RR: 16bpm；SpO_2: 95%（未吸氧）。结膜苍白，四肢可见瘀点，压之褪色，肢端冰冷。心脏和呼吸查体无特殊。

🔍　辅助检查

1. Hb: 75g/L；MCV: 85fL；WBC: 12×10^9/L（Neuts: 9.5×10^9/L）；PLT: 10×10^9/L；Na: 137mmol/L；K^+: 4.3mmol/L；Ur: 8.5mmol/L；Cr: 160μmol/L；TBiL: 40μmol/L；ALT: 35U/L；AST: 65U/L；ALP: 87U/L。
2. 患者收入 ICU 进一步接受评估和治疗。
3. 血涂片分析见下图。

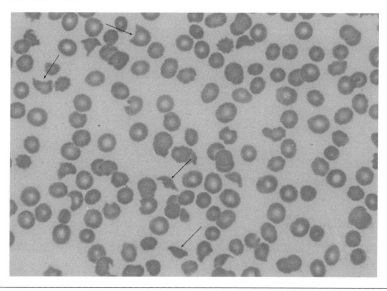

问题

1. 该患者最可能的诊断是什么？血涂片有何异常？
2. 为了进一步明确诊断，还需要完善哪些检查？
3. 该患者需要接受什么治疗？如何评价治疗效果？

讨论

该患者表现为发热，症状相对非特异性，且有血小板减少、溶血性贫血和肾功能不全的证据。结合上述病史和检查需警惕血栓性血小板减少性紫癜（Thrombotic Thrombocytopenic Purpura，TTP）可能。TTP 是由 ADAMTS13 蛋白酶缺乏引起的血栓性微血管病。ADAMTS13 蛋白酶作用于血管内皮细胞上的人血管性血友病因子（Von Willebrand Factor，VWF）并使其从内皮细胞上断裂。ADAMTS13 蛋白酶的缺乏导致小血管内血小板性血栓形成，造成溶血性贫血和血小板减少。TTP 临床症状表现为肾功能不全时，常是由于各种器官系统血管性或缺血性损害导致的。但需要注意的是，TTP 的经典五联征（发热、溶血性贫血、血小板减少、肾功能不全、神志改变）仅见于少数患者中。

需要完善的重要的辅助检查，包括利用血涂片对贫血和血小板减少进行评估，血涂片可见裂体细胞和盔形细胞等红细胞碎片特征；同时可具有溶血性贫血的一般特征，例如乳酸脱氢酶（LDH）、总胆红素的升高。同时需要鉴别与 TTP 有相似表现的疾病，如弥散性血管内凝血（Disseminated Intravascular Coagulation，DIC），TTP 无凝血障碍表现（凝血酶原时间 PT 和部分凝血活酶时间 APTT 均正常），而DIC 中 PT 和 APTT 显著延长。TTP 诊断关键在于测定 ADAMST13 的活性，低于 5% 表示 ADAMST13 活性严重缺乏，可诊断为 TTP。

由于血小板性血栓可发生在体内（如脑、心脏、肾）任何血管内，所以 TTP 是一种急症，一旦高度怀疑该诊断时，即使 ADAMTS13 的活性测定结果尚未回报，也需及时启动治疗。主要的治疗手段为每天进行血浆置换，常辅以激素治疗（泼尼松龙 1mg/kg）。血浆置换旨在补充 ADAMTS13 和清除抑制其活性的自身抗体，血浆置换需要建立中心静脉通路，因此需要血液科和（或）肾内科的参与。

评估疗效需要监测血小板数量，一般在治疗 1 周后可恢复正常，此时血浆置换也可暂停；糖皮质激素通常要在 2~3 周逐渐减量。由于 TTP 可诱发高凝状态，同时血小板减少可导致出血倾向，因此在治疗过程中，特别是治疗初期，需要密切监测出血和血栓征象。

🔑 要点

1. 出现血小板减少和溶血性贫血时需要警惕 TTP。
2. TTP 是 ADAMTS13 蛋白酶缺乏引起血小板性血栓进而导致的急症。
3. 高度怀疑 TTP 时，即使尚未确诊，也需要紧急启动血浆置换和激素治疗。

病例 22　便血伴 INR 升高

病史

患者男性，65 岁，因在家中晕厥被送至急诊科。患者妻子发现患者晕厥在家中坐便器上，大便呈鲜红色，并诉患者几天前就开始出现便中带血。患者既往有心房颤动病史，服用华法林 4 年余；有高血压病史和心肌梗死病史；近期因肺部感染接受家庭医师的克拉霉素抗感染治疗。

查体

T：36.4℃；BP：90/55mmHg；HR：105bpm（律齐）；RR：18bpm；SpO$_2$：94%（未吸氧）。精神差，非急性面容，外周皮肤湿冷，毛细血管充盈时间为 2s。心肺查体无特殊，下腹部轻度压痛，直肠指检可见指套染血，为暗红色血伴有血凝块。

🔍 辅助检查

Hb：67g/L；WBC：8.5×10^9/L；PLT：195×10^9/L；Na$^+$：134mmol/L；K$^+$：3.7mmol/L；Ur：9mmol/L；Cr：80μmol/L；INR（国际标准化比值）：5.5。

问题

1. 该患者如何紧急处理？

2. INR 升高的可能原因是什么？病例中的 INR 需要校正吗，如果需要，如何校正？

3. 如果患者没有出血表现且 INR 为 5.5，那治疗方案应如何调整？若没有出血表现，INR 升高但小于 5.5，又应如何调整？

讨论

该患者有明确下消化道出血的证据，包括大便带鲜血、直肠指检见血凝块。患者有心动过速、低血压和 INR 升高。目前处于不稳定状态，需要送至抢救室接受紧急处理。处理根据 ABCDE 流程进行，同时给予氧疗、建立中心静脉通路（双腔深静脉置管）。立即开始快速补液（如生理盐水 1L），并进行交叉配血。因为该患者有明确休克表现，且既往有心血管疾病病史，可考虑输注浓缩红细胞（O 型血或在时间允许时使用成功配型的血），以维持 Hb ＞80g/L。关于患者后续行肠镜治疗或介入栓塞治疗还需要消化科和介入科会诊进一步评估。

该患者治疗的关键是纠正凝血障碍（INR 升高）。心房颤动患者使用华法林出血风险为每年 1%~3%，其危险因素主要包括伴有并发症、药物的相互作用、患者依从性差、急性疾病，以及膳食维生素 K 摄入的变化。在这个病例中，INR 显著升高最可能的原因是同时使用克拉霉素。克拉霉素可以抑制华法林的肝脏代谢，因此造成华法林的血药浓度升高。

超治疗范围的 INR 升高处理方法主要由两个因素决定：① INR 升高的程度；②是否出血。如果出现严重或危及生命的出血（如本例患者），需要在短时间内完全纠正凝血障碍，可以输注凝血酶原复合物（Prothrombin Complex Concentrate，PCC），PCC 含有 II、VII、IX 和 X 因子，治疗剂量一般来说为 25~50U/kg，但可以根据 INR 的水平调整。PCC 可以快速纠正 INR，但由于其药物半衰期较短，因此本病例还需要静脉注射维生素 K 进行治疗（5~10mg）。需要注意的是，由于新鲜冷冻血浆（FFP）对纠正 INR 的效果稍次于 PCC，因此一般只用于无 PCC 的情况。

对于 INR 升高不伴有出血的患者，处理措施一般更加保守，主要是停止服用华法林，并根据 INR 的水平加用其他治疗措施如下。

1. INR＜5，无须额外的治疗措施；当 INR 开始下降时可以重新使用华法林。

2. INR5~9，给予小剂量口服维生素 K（1~2.5mg），特别是在出血风险高的患者中（如老年或伴有并发症），但是证据比较有限。

3. INR＞9；需要口服维生素 K 2.5~5mg。

对于轻度出血（如小量鼻出血）的 INR 升高，继续服用华法林的同时，根据再发出血或出血加重的发生风险，考虑口服维生素 K。需要注意的是，华法林的起效时间一般需要 1~2d，所以需要至少每天监测一次 INR，并根据其变化趋势对后续剂量进行调整。

> **🔑 要点**
>
> 1. 超治疗范围的 INR 升高可能是由于使用的药物的相互作用、服用华法林依从性差、饮食改变，以及急性疾病所致。
> 2. INR 升高程度及是否有出血决定超治疗范围 INR 升高的处理。
> 3. 大出血的患者，要逆转华法林效应时，凝血酶原复合物使用应优先于新鲜冷冻血浆。

病例 23　背痛、乏力伴姿态不稳

病史

患者男性，54 岁，因后背正中疼痛加重 1 周就诊于急诊。因膀胱癌、肝、肺转移正在接受免疫治疗。患者自诉双下肢无力，步态不稳，并且出现明显的尿频。

查体

神经系统查体可见轻度共济失调步态，双下肢肌力减低（3 级）。患者下肢至脐水平的浅感觉逐渐减弱，膝反射和跟腱反射灵敏，跖反射可疑阳性。

问题

1. 背部疼痛患者的病情评估中，病史和查体过程中哪些关键病史和体征会提示病情危重或凶险？
2. 该患者可能的诊断是什么？还应该获取哪些临床信息？
3. 该患者下一步在急诊科进行哪些紧急处置？

讨论

急性背部疼痛在急诊科不是罕见症状，判断此类患者是否需要紧急评估、是否需要收住院是一项重要技能。虽然大部分背痛都是良性疾病的症状表现，仍需要进一步排除脊髓/马尾压迫、感染或脓肿等严重疾病。需要引起重视的病史特征包括肿瘤史，近期感染或使用激素、发热、胸部疼痛、休息后可缓解的疼痛，以及泌尿系症状。同样，查体中的危险信号包括步态共济失调、周身乏力、上运动神经元症状（阵挛、反射亢进、足底伸肌反射）、触诊膀胱可及、鞍区麻痹，以及肛门括约肌张力减低。

在本病例中，患者活动期肿瘤的病史及神经科查体明确提示恶性脊髓压迫症（Malignant Spinal Cord Compression，MSCC）。5% 的肿瘤患者可出现 MSCC，其中1/5 的患者以此为肿瘤首发症状。MSCC 在前列腺癌、乳腺癌、肺癌及肾癌等易发生骨转移的肿瘤中更常见；大多数骨转移都发生在胸骨（60%）或腰骶椎（25%）。MSCC 的临床表现通常包括持续加重的局部疼痛，伴有乏力症状。感觉缺失不常见，但自主神经症状（如膀胱或直肠功能受损）常在 MSCC 后期出现，是预后不良的表现。该患者就诊时全面的神经系统查体至关重要，可作为后续诊疗的参考。需要记录患者的感觉平面（本例中感觉水平约在 T_{11}，可用于影像学上异常病变的定位）。另外，通过病史询问（膀胱症状、尿潴留及尿失禁）和查体（鞍区感觉异常和肛门括约肌张力减低）来评估患者的自主神经功能受损情况也是非常必要的。

MSCC 是一种肿瘤急症，当怀疑 MSCC 的诊断时，大部分医疗机构都有相应的诊治方案为医师提供参考。首先，需要影像学确认，其中首选 MRI，此检查总体诊断准确性为 95%，敏感性达 93%。有时可能存在不同层面脊髓受压迫，甚至有的并无症状，因此需做全脊柱 MRI。

一旦疑诊 MSCC，患者需要接受激素治疗，辅以胃肠道保护治疗。一般给予静脉注射地塞米松 8~16mg。进一步治疗包括放疗和（或）手术，一般根据既往放疗或手术的情况、脊柱稳定性、活动能力及脊柱病变的位置来进行决策。在比较少见的化疗高度敏感的肿瘤中（如生殖细胞肿瘤或淋巴瘤），应首选化疗。经过准确治疗后，为帮助患者维持或者尽可能恢复神经功能，有必要进行强化康复锻炼。

🔑 要点

1. 评估背痛患者时，寻找提示严重或凶险疾病的警示性症状和体征是非常有用的。
2. 脊髓压迫症是一种肿瘤急症，常以疼痛、乏力和感觉缺失为表现。
3. 需要细致的神经系统查体进行评估，包括膀胱和直肠功能的评估，以及全脊柱的 MRI 检查。

病例 24 化疗并发症

病史

患者男性，27 岁，因周身不适和发热就诊于急诊。患者近期因睾丸癌行博来霉素、依托泊苷和顺铂（BEP）化疗。患者于 10d 前结束了第 3 疗程即最后一疗程化疗。同时作为化疗疗程的一部分，2d 前开始接受环丙沙星治疗。

查体

T：38.9℃；BP：90/60mmHg；HR：135bpm（律齐）；RR：28bpm；SpO$_2$：95%（未吸氧）。患者慢性病容，四肢皮温低，心、肺和腹部查体无特殊，无局灶性神经系统体征。

🔍 辅助检查

Hb：115g/L；WBC：0.4×10^9/L（Neuts：0.1×10^9/L）；PLT：147×10^9/L；Na$^+$：132mmol/L；K$^+$：4.2mmol/L；Ur：7.5mmol/L；Cr：60μmol/L。

问题

1. 诊断及其病理生理学基础是什么？
2. 急诊还需要进一步完善哪些评估和检查？
3. 概述该患者治疗的主要原则。

讨论

这是一例中性粒细胞减少性脓毒症（即发热伴中性粒细胞减少症）患者。中性粒细胞减少性脓毒症定义为单次体温＞38.5℃或连续两次＞38℃，同时伴有中性粒细胞计数绝对值＜0.5×10^9/L 或＜1×10^9/L 并进行性下降。这是由于化疗时细胞毒性药物抑制了骨髓造血，导致白细胞耗竭，从而使患者易受感染。这是肿瘤治疗中最常见的并发症之一，死亡率高达 5%~10%，应该视为急症。任何接受化疗出现发热的患者，都应该考虑中性粒细胞减少性脓毒症的可能，除非有明确的临床证据不支持此诊断。

急诊科的初步评估应该关注相关病史，包括是否预防性使用抗生素、已知的病原学结果，以及查找潜在感染灶。需格外注意任何血管内导管（如 PICC、Hickman 导管）及口腔情况（黏膜炎，可促进口腔内细菌转移到血液）。除非病情需要，应该避免一切损伤皮肤屏障的操作（如直肠指检或者插导尿管），以尽可能降低后续感染的风险。除了完善血常规以证实中性粒细胞减少症之外，其他需要立即进行的检查包括血培养（应包括 PICC 或中心静脉导管每个管腔的血培养）、尿培养、胸部 X 线片，这些都是基本的脓毒症筛查。

中性粒细胞减少性脓毒症最重要的治疗是积极的抗感染，国际指南建议抗感染治疗应该在患者就诊后 1h 内即开始。抗感染治疗的方案应该基于脓毒症相关并发症的发生风险进行选择，可以利用评估工具如国际癌症支持治疗学会（Multinational Association for Supportive Carein Cancer，MASCC）指数。MASCC 指数基于疾病负荷、年龄、肿瘤类型及是否有低血压等指标对病情严重程度进行评分。低风险患者可以住院或门诊口服抗生素治疗，但高风险患者需要住院接受静脉抗感染治疗。本例患者出现低血压和末梢皮肤皮温低，提示高风险，需要住院进一步治疗。

即便血尿培养标本合格，也只有最高 20% 的病例可以培养出特异的病原体。在过去的 10~15 年，葡萄球菌、链球菌等革兰阳性菌已超过假单胞菌等革兰阴性菌，成为引起菌血症的最常见病原体。究其原因，可能是长期使用留置的中心静脉导管（如 Hickman 导管或内置式中央静脉导管）或像本例患者一样，化疗方案中包含预防性使用抗生素治疗。

抗生素的选择需要参考当地的指南和细菌耐药谱。一般可选择覆盖革兰阳性菌和革兰阴性菌的广谱抗生素，如 β 内酰胺类抗生素（如哌拉西林 - 他唑巴坦）联合氨基糖苷类抗生素（如庆大霉素），同时根据特定情况加用其他药物（如 MRSA 阳性时加用万古霉素）。可临时辅助使用粒细胞集落刺激因子（Granulocyte colony-stimulating factors，G-CSF）（如非格司亭），以刺激骨髓产生中性粒细胞，尤其是对于那些中性粒细胞减少持续时间预计较长或出现并发症的风险较高的患者；但是 G-CSF 的有效性几乎没有证据支持，共识指南里并不推荐常规使用。

> 🔑 **要点**
>
> 1. 任何接受化疗的肿瘤患者，如果出现发热，均需考虑中性粒细胞减少性脓毒症的可能除非有明确证据不支持此诊断。
>
> 2. 病情评估需聚焦于寻找可能的感染源，进行快速的脓毒症筛查，包括完善外周和中心静脉血培养。
>
> 3. 中性粒细胞减少性脓毒症确诊患者就诊时，需在就诊 60min 内遵循当地公认的抗感染指南，给予广谱抗生素治疗。

病例 25 咳嗽、咳痰伴气促

病史

患者女性，70 岁，因咳黄绿色痰进行性加重伴气促 5d 被家庭医师送至急诊科。患者自觉乏力，并且咳嗽时伴有胸痛。既往 2 型糖尿病病史，服用二甲双胍控制；高血压史，服用氨氯地平控制；无吸烟史。

查体

T：37.8℃；BP：95/65mmHg；HR：90bpm（律齐）；RR：24bpm；SpO$_2$：94%（未吸氧）患者，慢性病容，神志清，时间、人物和地点定向能力正常。心脏查体无特殊，右肺底可闻及湿啰音。

辅助检查

Hb：124g/L；WBC：14.7×10^9/L（Neuts：10.5×10^9/L）；PLT：230×10^9/L；Na$^+$：138mmol/L；K$^+$：4.5mmol/L；Ur：9mmol/L；Cr：75μmmol/L。

问题

1. 该患者应该考虑哪些鉴别诊断？最可能的诊断是什么？
2. 急诊还需要完善哪些检查？应该立即开始哪些治疗？
3. 该患者需要住院治疗吗？理由是什么？

讨论

该患者表现为呼吸道症状（咳嗽、咳痰、气促、胸痛），查体有定位体征，实验室检查提示中性粒细胞增高。该病例可能的诊断有细菌性肺炎，上或下呼吸道病毒感染伴或不伴细菌感染，肺栓塞。由于患者出现脓性痰、低热，因此最可能的诊断为细菌性肺炎。但临床上并没有可以鉴别呼吸道病毒感染和细菌感染的可靠方法，因此诊断主要依靠临床判断。

引起社区获得性肺炎（community-acquired pneumonia，CAP）最常见的病原体是肺炎链球菌、流感嗜血杆菌、卡他莫拉菌及肠道革兰阴性杆菌；但是在日常诊疗中，仅有 10% 的患者可以获得病原学诊断。不管怎样，在急诊科进行部分病原学筛查是合理必要的，如完善痰培养、尿液检查，进一步明确有无肺炎链球菌、军团菌感染等。由于胸部 X 线片的渗出影是诊断肺炎的金标准，因此应该同时完善胸部 X 线片；此外，胸部 X 线片可能提示一些并发症的出现，如空洞或脓肿形成，也可排除气胸等其他肺部疾病。关于治疗方面，由于患者出现了轻度低血压，需进行补液，同时开展经验性抗感染治疗。抗生素的选择需要参考当地的抗菌指南和细菌对药物的敏感度，但一般需要 β - 内酰胺类抗生素以覆盖链球菌，以及使用大环内酯类抗生素来覆盖不典型病原体。

评估患者是否需要入院是一个难题，但是医师可以通过简单的评分系统如 CURB-65，来对 CAP 的严重程度进行分层。CURB-65 评分基于 5 个简单易测的指标（意识障碍、血尿素氮＞7mmol/L、RR≥30bpm，收缩压＜90mmHg 或舒张压 ≤60mmHg，年龄≥65 岁），每一项指标代表 1 分。研究表明 CURB-65 可用于预测死亡率，0~1 分提示病情较轻，可作为门诊患者处理。≥2 分提示需要收住入院治疗，≥3 分提示可能需要重症监护。本例患者评分 2 分（年龄≥65 岁、血尿素氮＞7mmol/L），并且出现轻度低血压，且出现并发症，应该优先考虑住院。

🔑 要点

1. CAP 的常见病原体包括肺炎链球菌、流感嗜血杆菌和卡他莫拉菌，但仅有 10% 的病例可以获得病原学诊断。
2. CAP 时，需保证抗生素覆盖了非典型病原体。
3. CURB-65 评分可用于患者的风险分层，并帮助评估是否需要入院治疗。

病例 26 呕吐、腹痛和晕倒

病史

男性患者，52 岁，因工作时出现一过性晕厥被救护车送至急诊。其同事代诉患者从椅子上站起来时，没有站稳跌倒在地，但是未出现意识丧失。患者自诉几小时前呕吐 1 次，为深色物，随后出现持续腹痛。既往有慢性背痛，每日服用 3~4 片布洛芬，除此以外没有其他处方药服用史。

查体

T：36.5℃；BP：85/50mmHg；HR：125bpm；RR：28bpm；SpO$_2$：96%（未吸氧）。面色苍白，中度痛苦面容。腹部查体见上腹部轻度压痛，无反跳痛及腹肌紧张，直肠指检提示黑粪。

辅助检查

Hb：8.2g/dl；WBC：10.5×10^9/L；PLT：180×10^9/L；Lac：4.5mmol/L。

问题

1. 该患者诊断考虑的是什么？

2. 概述急诊处理该患者的首要步骤。

3. 如何对患者进行风险分层，病情稳定后还需要做些什么？

讨论

该患者疑似呕血并且有黑粪，还出现了晕倒。这些都是上消化道出血（GI）的特征表现，黑粪是由于血液在通过胃肠道时，血红蛋白被分解所致。上消化道出血的重要病因包括消化性溃疡、上消化道恶性肿瘤、门静脉高压引起的静脉曲张破裂出血和食管贲门黏膜撕裂伤。该患者有规律的布洛芬使用史，因此消化性溃疡是最可能的病因。前列腺素有保护黏膜作用。同其他非甾体抗炎药一样，布洛芬可以通过抑制前列腺素的产生造成黏膜损伤。

低血压和心动过速提示中 - 重度失血，因此患者需要立即送至抢救室进行治疗。紧急抢救应该遵从"ABCDE"原则。对于存在活动性出血的患者，还应该考虑进行气管插管给予气道保护，建立至少两条静脉通路输注晶体液。需要完善交叉配血为后续输血治疗做准备，患者的低血压和心动过速均提示存在活动性出血，因此需要输注至少 1 单位的浓缩红细胞，同时定期监测血红蛋白。根据患者的低血容量情况进行评估，必要时可输注 O 型血。对大部分患者来说，输血治疗的指征是血红蛋白 < 7g/dl，但对有活动性出血的患者来说，血液浓缩可能会导致血红蛋白假性升高。在完善内镜检查之前，并不推荐直接使用质子泵抑制药，目前有一项大规模随机对照试验认为氨甲环酸的应用对上消化道出血有一定治疗价值。

当患者病情稳定后，需请消化科急会诊，准备胃镜检查，尤其是有严重出血的患者，比如本例患者。风险分层工具有助于指导医师进行急诊内镜检查。如 Blatchford 评分，它基于 Ur、Hb、SBP，以及有无黑粪或出现晕厥进行评估；Rockall 评分是另一种评分方法，但由于其评分计算需要内镜检查结果，因此在紧急情况下的应用受限。

一旦患者足够稳定，就需要完善胃镜检查，通常要在就诊后 24h 内完成（不严重的出血病例亦要照此处理）。内镜检查能为诊断和治疗带来帮助，并辅助评估再发出血的风险。再发出血的风险也受到其他因素的影响，如血流动力学不稳定、就诊时 Hb < 10g/dl、溃疡大小和位置。回顾本病例，上述多个影响因素都存在，患者最好收住 ICU 进行治疗。

🔑 要点

1. 上消化道出血以呕血和黑粪为特征，由于非甾体抗炎药增加消化性溃疡的发生风险，询问病史时必须关注有无相关药物的使用。
2. 支持治疗包括液体复苏、输血（Hb < 7g/dl 或存在活动性出血）、静脉注射氨甲环酸，以及准备胃镜检查。
3. 风险分层工具如 Blatchford 评分可用于患者预检分层，并评估是否需要急诊内镜检查。

病例 27　癫痫发作伴尿失禁

病史

患者女性，35 岁，上门推销员，疾病发作后被其丈夫送至急诊科。患者丈夫代诉患者疑似突发意识丧失而倒地，伴全身僵硬，后出现四肢抽搐，约持续了 30s 自行缓解。家人发现患者舌被咬破，且有尿失禁。20min 后上述症状再次发作，遂前来急诊就诊。患者最初可以睁眼和讲话，但呈嗜睡状态，当询问病史时，患者突发意识失去，再次出现类似发作，身体僵直平躺于地上伴四肢抽搐。

查体

患者卧床，四肢抽搐，口吐白沫。

问题

1. 该患者的诊断是什么？
2. 叙述一下该患者如何紧急处理？如果此次发作没有自行停止并且持续数分钟，将如何处理？
3. 当患者病情稳定后，急诊还需要完善哪些检查？

讨论

该患者的表现是典型的全身强直阵挛发作，以突发的意识丧失，伴有大声尖叫或喊叫，随后出现强直（如肌肉收缩，僵硬）和阵挛（如放松，抽搐）为主要特点。强直和阵挛时患者可能出现咬舌、口吐泡沫，以及二便失禁。最后，癫痫发作的一个特征表现是患者会有一个发作后阶段，表现为嗜睡和逐渐清醒。

大部分癫痫发作持续 1~2min 自行缓解，通常不需要药物治疗。治疗目标是在癫痫发作时提供支持性护理（如移除患者周围可能造成损伤的物品）；如果癫痫发作持续超过 2min，可应用苯二氮䓬类药物（如静脉注射劳拉西泮 4mg、口含咪达唑仑 10mg 或者地西泮 10~20mg 灌肠）以尝试终止发作。一旦发作缓解，需要遵循 ABCDE 原则进行处理，必要时进行气道支持和氧疗（如仰头抬颏），建立静脉通路。必须及时查血糖，因为低血糖是癫痫发作的一个常见原因。

癫痫持续状态指癫痫发作持续至少 5min 或出现至少 2 次癫痫发作并且发作间期意识未完全恢复。癫痫发作是急症，处理抽搐患者时均需考虑此病。若患者疑为癫痫持续状态，初始评估和处理需注意气道保护（必要时气管插管和机械通气），提供氧疗以维持血氧饱和度＞94% 及建立静脉通路。急诊检查应该关注中毒 - 代谢原因（如电解质、血糖、肝功能、毒性物质，以及抗癫痫药物浓度）。上述苯二氮䓬类药物起始剂量应加倍。特别是怀疑酗酒或营养不良时，应考虑使用维生素 B_1 和葡萄糖。同时，应该输注磷苯妥英钠或苯妥英钠，若患者对苯妥英钠产生不耐受，丙戊酸钠或左乙拉西坦可作为备选。需要纠正代谢障碍，但如果患者持续处于癫痫状态，需要询问神经专科意见，考虑给予丙泊酚、咪达唑仑或戊巴比妥镇静治疗，并转至 ICU。

首次癫痫发作的急诊评估应该从获得完整的发作病史开始，向患者和目击者询问病史，需要特别注意发作的前置事件或触发事件、药物使用史或吸毒史，以及癫痫家族史。查体应侧重评估局部神经体征，也应评估患者在癫痫发作期间可能遭受的外伤。重要的血液检查如前述，尿毒品检测可以明确有无吸毒。由于心源性晕厥也可导致与癫痫相似的症状，因此需要完善心电图。而为了明确可能的器质性病因，所有成年患者首次癫痫发作时均需进行神经影像学的评估（CT 或 MRI）。最后，是否行专科检查（腰椎穿刺术和脑电图）需要根据具体情况而定，仅在考虑感染病因且已排除占位性病变时进行腰椎穿刺术，而癫痫发作 30~60min 后仍未恢复正常状态的患者需行急诊脑电图。

🗝 要点

1. 大部分癫痫发作会在 1~2min 后自行缓解，通常不需要苯二氮䓬类药物治疗。

2. 癫痫持续状态是一种急症，指癫痫发作持续至少 5min 或出现至少 2 次癫痫发作并且发作间期意识未完全恢复。

3. 无论是首次就诊还是门诊急症患者，对于初次癫痫发作的所有成年人来说，神经影像学评估（CT 或 MRI）都非常必要。

病例 28 　年轻女性的胸痛

病史

患者女性，30 岁，因胸痛 2d 就诊于急诊。胸痛早期表现为左侧间歇性钝痛，现已进展为持续性剧烈胸痛。胸痛与活动无关，休息后不缓解。胸痛为局灶性伴有轻度气促，深呼吸时较明显。患者无吸烟史，无心血管病家族史。

查体

T: 36.2℃；BP: 120/75mmHg；HR: 90bpm（律齐）；RR: 16bpm；SpO$_2$: 96%（未吸氧）。未见水肿或颈静脉搏动。心肺无特殊，但左侧第 4、5 肋内侧有局灶性压痛。腹部查体正常。

辅助检查

ECG 如下；胸部 X 线片提示双肺野清晰。

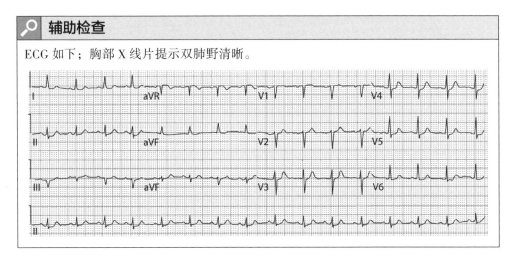

问题

1. 结合病史及临床检查，可能的诊断是什么？诊断理由是什么？

2. 急诊还需要完善哪些辅助检查？

3. 该患者是否可以离开急诊，需要如何随访？

讨论

胸痛是急诊科极其常见的症状，可由发病率和死亡率较高的疾病引起，如心肌梗死、肺栓塞和主动脉夹层。因此，至关重要的是，医师需要能快速辨明胸痛的多种原因，并在必要时启动紧急治疗。

高质量的病史采集是急诊科评估胸痛的基础。不同疾病引起胸痛的关键点如下。

1. 部位和放射性，胸痛位于中心且放射至面、颈或者手臂是心肌梗死的典型表现，而对于主动脉夹层或单侧肺疾病，疼痛可能更靠后（两肩胛骨之间）。

2. 发作情况，突发或急性发作的疼痛一般提示血管原因（如肺栓塞或主动脉夹层），而心源性胸痛则亚急性起病，并随着时间逐渐加重。

3. 症状特点；心源性疼痛通常描述为压榨性，但也常表现为痛苦不适，而主动脉夹层和胃肠道疾病相关的疼痛通常分别是撕裂样和烧灼样。

4. 加重和缓解因素，虽然目前普遍认为硝酸盐类药物可以缓解心源性胸痛，但这并不是一个特异的鉴别指标，因为硝酸盐类药物也可以缓解胃肠道疾病相关的胸痛。但是心肌缺血可表现为劳力性胸痛，且休息后可缓解，这是心源性胸痛和非心源性胸痛的一个有效鉴别方法。

5. 相关症状，心肌梗死患者常伴有气促、恶心、出汗，而肺疾病总是出现气促；发热提示可能有肺炎或心肌炎/心包炎，而晕厥症状一般提示梗阻性心脏病（如主动脉狭窄）或肺栓塞。

此外，患者的病史应结合不同疾病风险共同进行评估，如吸烟、糖尿病、高血压等危险因素增加了心源性疾病的可能性；近期有长途旅行史或活动减少会增加肺栓塞的风险。另外，复习患者的病历资料可能很有用，因为患者可能近期做过一些辅助检查，如血管造影、超声心动图或者内镜检查，均对鉴别诊断有用。

在本病例中的患者为年轻人，没有心脏病的危险因素，胸痛症状不典型（非劳力性且休息后不缓解），因此心源性可能性小（但需要注意的是，女性心脏病的临床表现可能非常难以把握或不典型）。同时可以看到，患者的 ECG 并无心肌缺血表现。由于患者无肺栓塞的症状和体征，胸部 X 线片未见气胸，因此肺部疾病也暂不考虑。同样没有食管疾病的相关提示。相反，患者目前存在局灶性疼痛及胸部触诊时再次出现胸痛，提示肌肉骨骼性疼痛可能性大（如肋软骨炎）。

评估胸痛时需要完善的检查很大程度依靠病史和临床疑似诊断。在评估病情时，ECG 是必须要做的，对本病例来说 ECG 评估心源性原因可能就足够了。但是完善胸部 X 线片（明确有无胸肋骨异常）和肌钙蛋白（胸痛症状持续 2d 的情况下，单次检测就可排除心肌梗死）也是合理的。由于此患者诊断为肋软骨炎，可以告知其胸痛不大可能由恶性疾病引起，打消其顾虑，同时口服镇痛药（包括非甾体抗炎药），然后安全出院回家。

> **🔑 要点**
>
> 1. 高质量的病史采集是胸痛患者评估的关键。
> 2. 应将病史同患者的基础情况和不同疾病的危险因素结合起来考虑。
> 3. 应结合详尽的病史、完善 ECG、胸部 X 线片和外周血检验（如肌钙蛋白、D- 二聚体）等检查，以除外胸痛相关的严重病因。

病例 29　老年女性晕厥

病史

患者女性，82 岁，因在家中晕厥被送至急诊科。患者当时正在厨房做午饭，突发头晕，随后不省人事。其丈夫当时在她身边，家属代诉患者意识丧失大概 10s，后自行恢复。患者否认晕厥前后出现胸痛症状，目前除了稍感困倦，无其他不适。既往有缺血性心肌病史，10 余年前曾因三支病变行冠状动脉旁路移植术。长期服用比索洛尔、氨氯地平和赖诺普利。

查体

T：36.5 ℃；BP：100/65mmHg（平卧位）；BP：95/60mmHg（坐位）；HR：45bpm；RR：18bpm；SpO$_2$：95%（未吸氧）。患者精神可，非急性面容。心脏听诊可闻及收缩期射血杂音，并向颈动脉传导。双肺听诊呼吸音清，无水肿。神经系统查体正常。

🔍 **辅助检查**

ECG 检查如下。

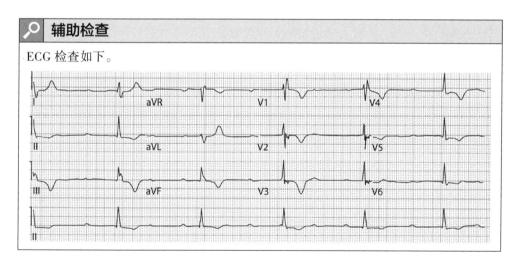

问题

1. 晕厥的鉴别诊断有哪些？

2. ECG 提示了什么？

3. 描述一下该患者在急诊科应如何处理？如果患者没有出现晕厥，ECG 的异常表现为偶发，需要调整处置措施吗？

讨论

本病例提供的病史很好地体现了晕厥的表现。晕厥指由于脑灌注减少导致的短暂的自限性意识丧失。晕厥的病因可以分为 4 类。

1. 神经介导的晕厥，由导致心动过缓和（或）低血压的神经反射引起（如迷走神经张力过高，通常称为血管迷走神经性晕厥，可在发热、咳嗽、排尿等特定情况下出现）。

2. 直立性晕厥，指体位变化时，SBP 和（或）DBP 分别下降至少 20mmHg 和 10mmHg。通常由血管扩张药物（如钙通道阻滞药）或低血容量引起。

3. 心律失常，包括缓慢型和快速型心律失常，特别是高度房室传导阻滞和室性心动过速。

4. 结构性或阻塞性心肺疾病，由于血流受阻，造成心排血量减少从而引起晕厥。如主动脉狭窄、肺栓塞及急性心肌梗死。

晕厥需与癫痫发作相鉴别，癫痫不能快速或自发恢复，而伴有发作后状态（嗜睡、意识不清、困倦）。

该患者的 ECG 提示完全性传导阻滞，表现为 P 波和 QRS 波独立出现，出现交界性逸搏心律，因而导致心动过缓和晕厥。该患者出现完全性传导阻滞的潜在原因包括传导系统的慢性缺血性损害，以及比索洛尔和（或）氨氯地平介导的房室传导阻滞。

该患者的处理应该遵循心动过缓的高级生命支持原则。患者需要送至抢救室进行心电监护，同时抽血检查电解质（包括 K^+、Ca^+ 和 Mg^{2+}），因为严重的代谢紊乱可导致心动过缓。由于患者出现过晕厥，且持续心动过缓，应该给予阿托品 500μg 治疗，每隔几分钟可重复给药，直到总量达到 3mg。需要动态监测患者的心率和心律，若对治疗无反应，可考虑经胸壁起搏器或输注异丙肾上腺素。考虑到高度房室传导阻滞有引起心搏骤停的风险，患者可能需要经静脉置入起搏器，因此需要请心内科专科医师会诊。若患者未出现晕厥等临床症状（或者其他高风险症状，如休克、心肌缺血或低血压），但由于存在完全性传导阻滞，处理原则同前。只有在患者没有出现高风险症状及心律未提示心搏骤停的高风险（如心室停搏＞3s、莫氏Ⅱ型房室传导阻滞、完全性房室传导阻滞，以及近期出现心脏停搏）时，才可暂给予观察。在这些情况下，纠正心动过缓的可逆病因（如 β 受体阻滞药中毒）是可行的，但仍需心内科在急诊或门诊随访时评估起搏器置入指征。

> **🔑 要点**
>
> 1. 脑灌注减少导致的短暂意识丧失可以引起晕厥。
> 2. 对于有症状或者伴有高风险心律（如莫氏Ⅱ型传导阻滞）的心动过缓，应该给予阿托品治疗。
> 3. 对于出现症状的心动过缓，需要请心内科医师会诊，因为可能需要紧急置入起搏器。

病例 30　异常心电图

病史

患者男性，56 岁，被路人发现躺在公园长椅上，周围可见数瓶威士忌。因担心他的安全，路人将其送至急诊科。患者无法提供太多病史，但自诉近几天有持续加重的腹痛和腹胀。患者的就诊记录显示：酗酒、酒精性肝硬化和酒精性心肌病，但患者很少就医，也不遵医嘱用药。患者既往已重度酗酒数年。

查体

T：37.6 ℃；BP：100/60mmHg；HR：125bpm（心律失常）；RR：18bpm；SpO_2：93%（未吸氧）。可见患者个人卫生差，有扑翼样震颤和慢性肝病征象。心脏听诊无杂音，但心律不规则。腹部膨隆，移动性浊音和液波震颤阳性，简明心理测验得分为 6 分（总分 10 分）。

🔍 辅助检查

ECG 检查如下；2 年前的 ECG 提示窦性心律。

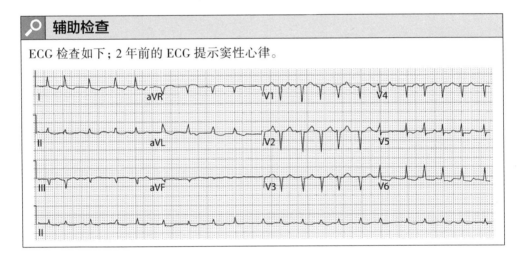

问题

1. ECG 提示什么？是由什么引起的？请阐述原因。

2. 急诊应该完善哪些检查？

3. 该患者应该如何紧急处理？做治疗决策时应该考虑什么？

讨论

患者 ECG 提示心律绝对不齐，没有 P 波，心动过速，其表现与心房颤动（房颤）伴快速心室率相一致，俗称"快速型房颤"。房颤是急诊和门诊最常见的心律失常。房颤的产生是由窦房结以外的异位心房活动引起，并非所有搏动都可被心室捕获，因此造成不规则的心律及 ECG 上的 P 波消失。房颤的出现与多种疾病相关，包括结构性心脏瓣膜病、缺血性心脏病、心肌病、阻塞性肺疾病、代谢性疾病（如甲亢）、电解质紊乱（如低钾血症、低镁血症）和急性疾病（如脓毒症、术后状态）。本例患者有酗酒史，相关检查提示酒精性肝硬化，因此很可能患有一定程度的酒精性心肌病，从而促使形成房颤。另一个诱因可能是他的急性疾病，腹水患者伴有低热和腹痛的症状提示可能出现了自发性细菌性腹膜炎。

患者的初始评估应该包括血常规、电解质（包括 Mg^{2+}）、凝血、甲功，以及胸部 X 线片。如果怀疑有心肌缺血或心力衰竭，需要查心肌酶和 BNP。同时应该完善经胸壁心脏超声，但不需要紧急完成。该患者还可抽取腹水以寻找细菌性腹膜炎证据。

患者的紧急处理需要遵循"ABCDE"原则，由于患者 $SpO_2 < 94\%$（未吸氧），还需要给予氧疗。即使出现心动过速，患者的血流动力学仍相对稳定，因此可控制心率 110 次/分或以下。可以使用钙通道阻滞药或 β 受体阻滞药（如静脉滴注地尔硫䓬或静脉推注美托洛尔，之后续贯治疗为口服药治疗）；也可使用地高辛，特别是对于有心力衰竭病史或者心力衰竭症状的患者来说。

房颤患者的另一种治疗方法是通过电复律或药物复律来恢复窦性心律。对于不稳定（如低血压、心力衰竭或者组织灌注不足）的房颤患者来说，需要进行电复律，但对于房颤已持续一段时间的患者来说，其风险在于复律可能引起左心房血栓的脱落，导致全身其他部位血栓栓塞性疾病的发生。如果患者房颤时间明确小于 48h（如通过 ECG 记录或症状表现），复律是合适的。否则，复律需要延迟，直至经食管超声心动图排除了心房血栓或抗凝至少 3 周后。在本病例中，考虑到患者有酒精性心肌病的可能性，患者的房颤很可能已经持续了一段时间，并且没有证据表明房颤为新发。因此，应该推迟复律而优先选择控制心室率治疗，除非患者病情不稳定。

房颤患者最后要考虑的是抗凝治疗，因为这类患者有全身血栓栓塞和脑卒中（由于左心房的血液淤滞）的风险。可以使用 CHADSVASC 和 HASBLED 评分分别对无抗凝情况下的血栓发生风险及出血风险进行评估。

🔑 要点

1. ECG 上无 P 波的绝对不规则心律与房颤表现一致。
2. 房颤合并快速心室率一般通过使用 β 受体阻滞药或者钙通道阻断药来控制心率。
3. 不稳定的房颤患者需要电复律来恢复窦性心律。

病例 31　归国旅行者发热

病史

患者男性，40 岁，因间歇性高热伴因身不适就诊于急诊科。1 周前，患者结束了在印度阿萨姆邦农村为期 10d 的探亲假期回国。在旅行前已接种了旅行所需的预防疫苗，但未采取任何预防疟疾的措施。和他一起旅行的其他家庭成员没有报告类似的症状。既往有哮喘病史，平素通过吸入药物控制，不吸烟。

查体

T：38.2℃；BP：105/70mmHg；HR：90bpm；RR：20bpm；SpO_2：95%（未吸氧）。患者无急性痛苦面容，肢端温暖而且灌注良好。没有皮疹或脑膜炎的迹象。心脏、呼吸和腹部检查无异常。

问题

1. 在急诊科还需要获得哪些额外的病史？
2. 鉴别诊断有哪些？结合旅行史，哪种诊断更有可能？
3. 计划进行哪些初步检查？

讨论

多达 10% 的旅行者在旅行回家后因各种症状求医。发热是归国旅客中的常见症状，需要与包括危及生命的疾病和自限性疾病等在内的疾病进行广泛的鉴别诊断。因此，此类患者需要系统的评估，其目的不仅仅是查明患者发热的病因是否为传染病，而且还要查明该疾病是否具有传染性，因为这对公共卫生具有重要影响。

本例中在病史采集方面关键点包括如下。

1. 旅行中访问的国家和具体的地区、旅行日期、患者主要在农村还是城市地区，以及居住地（如旅馆或当地住宿）的详细地理位置。

2. 旅行期间的活动和可能的接触，如性接触、针和血液接触、蚊虫叮咬、动物或动物产品接触（如啮齿类动物、蝙蝠），以及所食用的食物和饮料的类型（如自来水、未消毒的牛奶）。

3. 可能导致感染的宿主因素，包括免疫力低下状态（如 HIV、脾切除术）、疫苗接种史、抗菌药物的预防使用（如疟疾）史、既往疾病 / 传染病史，以及旅伴的病史。

关于归国旅行者发热的鉴别诊断有很多，最常见的诊断包括疟疾、病毒性发热（登革热、基孔肯雅热）、病毒性单核细胞增多症（EB 病毒、巨细胞病毒）、伤寒和病毒性肝炎。其他鉴别诊断包括非特异性病毒感染、流行性感冒、细菌性皮肤或软组织感染（葡萄球菌或链球菌）、尿路感染、细菌性肺炎和结核病。还应考虑急性 HIV 感染的可能性，尤其是如果存在如新发生的性接触或血液接触等危险因素的情况下。

在这些疾病中，该患者最可能的诊断是疟疾，因为在印度部分地区该疾病已成为地方性流行病，与其他疾病有定位体征和相应症状不同，疟疾通常仅表现为发热这一种症状，加之患者在旅行前及旅行中没有采取疟疾预防措施。

该患者在急诊科的初步评估，应包括基本血液检查（血常规、电解质、肝功能、凝血筛查）、血培养、尿液分析和胸部 X 线片。血涂片对疟疾诊断至关重要，应同时包括厚膜和薄膜，分别用于筛查有无寄生虫、寄生虫血症定量和确定疟疾种类。如果初试是阴性，可重复操作。如果有条件的话，可用快速诊断试验检测疟疾抗原。应根据临床疑诊，进行其他检查（如登革热或基孔肯雅热的血清学检查、肝炎血清学检查或腹泻病的粪便培养），但不一定要对该患者进行检测，除非基本血液检测提示有其他异常，如肝功能紊乱。如果疟疾检测呈阳性，作为法定传染病应向当地公共卫生部门上报，这一点也很重要。

> ⚿ **要点**
>
> 1. 详细的旅行史和接触史对于急诊科评估归国不适的旅行者至关重要。
> 2. 归国旅行者发热的鉴别诊断包括疟疾、病毒性发热、急性 HIV 感染、伤寒和病毒性肝炎。
> 3. 那些去过疟疾流行区的旅行者常用薄、厚血涂片协助诊断是否患有疟疾。

病例 32 归国旅行者腹泻

病史

患者男性，23 岁，2d 前从越南归国并到急诊科就诊。患者主诉高热、轻度头痛和大量的稀水便，便中带血。患者曾骑自行车旅行穿越市区和乡村地区，热衷于品尝当地美食并享受夜生活。由于这次旅行安排紧张，患者没有时间进行任何疫苗接种或服用抗疟疾药物。

查体

T：39.2 ℃；BP：120/70mmHg；HR：58bpm；RR：20bpm；SpO_2：97%（未吸氧）。患者休息时无明显不适，脱水貌。上半身和腹部可见皮疹。腹部触诊柔软，压痛不明显。直肠指检示直肠空虚，指套染血。心血管、呼吸和神经系统查体正常，安静时心动过缓。

🔍 **辅助检查**

pH：7.21；Na^+：130mmol/L；K^+：2.8mmol/L；Cl^-：90mmol/L；HCO_3^-：20mmol/L；BE：−4.8mmol/L；Lac：3.0mmol/L。

问题

1. 该患者可能的诊断是什么？
2. 需要进一步做哪些辅助检查？
3. 潜在的并发症有哪些？

讨论

该患者出国旅行后有痢疾的症状和体征。痢疾的定义是腹泻伴粪中带血。对旅行者的初步评估应从详细的病史采集开始，包括旅行计划、疫苗接种和使用预防性药物。应谨慎规划整个行程，包括在其他国家的任何中途停留。病史采集应完整、详细，应包括任何前驱症状和当前疾病的发作时间。应询问患者在度假期间的活动内容，包括去农村冒险旅行，以及饮食习惯和卫生状况。还应询问旅伴有无不适及患者是否进行过治疗，包括自行服用药物或非处方药，因为在发展中国家没有处方也可以购买抗生素和其他药物。性生活史也应记录。归国旅行者需要系统的辅助检查，因为需要针对临床表现和疑似诊断进行相应的检测。谨慎起见，在急诊科应进行基本的血液检查，包括血常规、肾功能、肝功能、淀粉酶、C 反应蛋白和疟疾筛查。还应考虑进行胸部 X 线片检查以排除非典型肺炎和 HIV，以及进行肝炎的筛查，尤其是高危患者（全身疾病可能是由于 HIV 血清阳转引起的）。应注意通过临床检查和病史问诊，排除阑尾炎或脑膜炎等"非热带疾病"原因。

该患者最可能的诊断是伤寒，因为该患者存在全身性发热、血性腹泻和"玫瑰疹"。本例诊治关键是在低血容量和发热情况下出现的相对心动过缓。尽管骑车旅行提示患者身体健康，但相对心动过缓是伤寒的典型特征。伤寒是由伤寒沙门菌或副伤寒沙门菌引起的，在东南亚、印度、非洲和南美地区普遍流行。在感染后 7~21d 开始出现临床症状，通过粪 - 口途径感染，并且与不良的手卫生或与当地或"街道"来源的食物有关，这些食物容易受到污染。与其他原因引起的肠胃炎相比，伤寒的发病往往有潜伏期，症状可能在数天到数周出现。与此病例一样，初步诊断仅是临床诊断，通常还是需要全科医师或急诊科医师送检旅行者的粪样本，从样本中查到病原菌得到确诊。

该患者有脱水症状，静脉血气提示早期急性肾损伤和低钾血症，需要住院治疗。患者需要静脉补液，然后使用环丙沙星、头孢曲松或阿奇霉素治疗 7~14d。如存在对氟喹诺酮耐药的菌株，应遵循抗微生物指南的建议用药。

其他可能引起痢疾的原因包括大肠埃希菌、志贺菌、弯曲杆菌和耶尔森菌，它们都可以引起类似的症状，而区分它们的唯一可靠方法是粪培养。贾第鞭毛虫或阿米巴痢疾的可能性较小，因为二者较少引起全身不适，更多情况下会导致爆发性腹泻和肠鸣音异常。还可能存在寄生虫感染，应将粪样本送检进行寄生虫及虫卵和包囊筛查。血常规检测提示嗜酸性粒细胞增多也可能支持寄生虫感染的诊断。

伤寒可引起肠穿孔、心肌炎和脑膜炎等并发症。如果怀疑有并发症，应请外科及其他专科会诊。

该患者在治疗后还需要重复进行粪便检查，因为胆囊中可能存在慢性携带。

延长抗生素疗程（28d）才可根除。痢疾也是一种法定传染性疾病，应鼓励患者在身体不适时不要重返工作岗位，尤其是从事与食品有关的工作或在学校等公共机构工作的患者。身体不适的旅伴应接受必要的评估和治疗。

　　旅行者最好的保护方式是在旅行之前进行疫苗接种。由于这次旅行是在短时间内计划的，患者没有接种疫苗，因此在度假期间处于较高的风险中。通常使用口服活疫苗或注射多糖外壳疫苗，在英国人们更喜欢注射形式伤寒或伤寒疫苗。

🔑 要点

1. 完整的旅行史对归国旅行者发热情况的评估很重要。
2. 应针对临床表现和可能的诊断专门制订辅助检查项目。
3. 可能需要延长抗生素疗程才能彻底根除伤寒杆菌。
4. 沙门菌感染是一种法定传染病，具有公共卫生安全风险，应鼓励患者在治愈前不要重返工作岗位。

三、心理健康和药物过量

病例 33　昏迷的流浪汉

病史

患者男性，46 岁，警察发现患者躺在街上并送入急诊科。警务人员说患者躺在那里一动不动，旁边有几罐闲置的啤酒和呕吐物。该患者没有任何身份证件，也无法提供进一步的病史。

查体

T：36.2℃；BP：145/86mmHg；HR：99bpm；RR：10bpm；SpO_2：94%（未吸氧）。

患者个人卫生差，有浓烈的尿味和乙醇味，躺在病床上鼾声如雷，双肺听诊啰音，心音正常。患者嗜睡但可以唤醒（GCS：E3V2M5）。血糖为 4.2mmol/L。

问题

1. 该患者的鉴别诊断是什么？
2. 早期治疗是什么？
3. 该患者临床病情严重程度应如何评估？
4. 进一步治疗是什么？

讨论

乙醇是急诊科最常见的滥用毒物。在英国，国家乙醇滥用和乙醇中毒研究所报告称，18 岁及以上人群饮酒人数呈上升趋势。在过去的 1 个月中，估计有 25% 的人称自己酗酒，而 7% 的人称自己重度饮酒。

大众在市场上可以购买到的乙醇制品有以下几种：乙醇、甲基萘酚、乙二醇（见于冷却剂和防冻剂）和异丙醇（见于溶剂和洗手液）。乙醇主要在肝中通过乙醇脱氢酶途径代谢成乙醛，乙醛再由乙醛脱氢酶代谢成乙酸盐。乙醇氧化还原反应需要 NAD^+ 作为辅助因子，导致细胞质中 $NADH/NAD^+$ 的比值升高。这会导致乙醇相关的并发症出现，如低血糖、高乳酸血症、枸橼酸循环抑制和脂肪变性。

急性乙醇中毒最初表现为去抑制化，然后是极度兴奋。摄入大量乙醇会导致急性胃炎，其特征是上腹部疼痛和呕吐。但是，进一步摄入会导致言语不协调、共济失调、木僵和昏迷。后者可能会导致意外伤害，特别是头部外伤和呼吸抑制，从而导致误吸或呼吸停止。

急性乙醇中毒的鉴别诊断如下。

1. 低血糖。

2. 电解质紊乱。

3. 维生素缺乏（维生素 B_{12} / 叶酸）。

4. 头部损伤。

5. 脓毒症。

6. 其他毒素或药物过量。

7. 中枢神经系统抑制的其他原因。

需要进行气道评估、神经系统查体和意外伤害检查。特别是要排除导致意识下降的其他原因。还应注意有无慢性肝病或感染的症状并加以治疗。

此外，震颤谵妄和急性韦尼克脑病是两种严重的乙醇戒断并发症，详细询问饮酒史对于评估这两种并发症并评估其患病风险至关重要。临床戒断反应评估量表（CIWA-Ar）可用于评估和治疗严重的戒断综合征。筛查工具（如短期乙醇依赖数据问卷、乙醇使用筛查问卷、快速乙醇筛查测试）可用于评估有乙醇依赖风险的患者，应该对所有患者进行评估。

需要进行血液检查以排除急性或慢性疾病，包括血常规、电解质（包括磷酸盐、钙和镁）、维生素 B_{12}、叶酸、肝酶和淀粉酶，应查血糖并纠正低血糖症。对乙醇依赖的患者需补充硫胺素（维生素 B_1）。乙醇依赖的患者可能会发展成震颤性谵妄，因此需要进行监测（表 33.1）。

表 33.1　震颤性谵妄的症状和治疗

症状	治疗
剧烈震颤、躁动、认知障碍、精神错乱 出汗、心动过速 强直 - 阵挛发作 也可能出现发热	维生素补充剂 ·维生素 B ·维生素 B_1 ·维生素 C 纠正低血糖症 纠正低磷酸血症 长效苯二氮䓬类药物，在严重的情况下， 　可以考虑肌内注射氟哌啶醇

如果患者恢复清醒，生命体征稳定，但表现出很高的警惕性，这为进一步了解患者病史和精神问题提供了机会。如果调节允许，可考虑精神卫生科或医疗小组对患者进行出院随访。将患者转诊去戒断中心参加戒酒康复计划。

如果患者有乙醇戒断、木僵或昏迷的高风险，则应入院治疗。应定期服用维生素和长效苯二氮䓬类药物，以最大限度地减少急性韦尼克脑病或震颤性谵妄的风险。

要点

1. 急性乙醇中毒可导致身体损伤，如患者不能提供完整病史，则应进行全面检查。
2. 大多数患者仅需要支持治疗。
3. 如果怀疑患者故意过量服用，患者康复后应接受精神评估。
4. 如果患者出现病情加重或急性乙醇戒断的症状，考虑让其入院治疗。

病例 34　神志不清的青年

病史

患者男性，19岁，因家人发现其神志不清被紧急送入急诊科。患者父亲代诉，在患者房间里发现了包括抗抑郁药在内的空药瓶。患者无过敏史或重要的既往病史。患者父母诉患者近期一直独处，不去上大学，也不参加朋友们的社交活动。大家都知道患者非常聪明，但最近的年中考试不及格。

查体

T: 38.2℃; BP: 146/90mmHg; HR: 110bpm; RR: 110bpm; SpO_2: 92%（未吸氧）。患者在医院的手推车上表现为谵妄状态，时间和空间定向力差，对指令没有反应。瞳孔扩大，口干无涎。未闻及肠鸣音，耻骨上区叩诊浊音。

🔍 辅助检查

心电图显示窦性心律，QRS 波群宽，校正后 QT 间期为 540ms。

问题

1. 病史中哪些重要的线索应该被重视？
2. 该患者是什么药物过量？
3. 该患者的下一步治疗方案是什么？

讨论

该患者的病史和查体结果提示三环类抗抑郁药过量（表 34.1）。通过服用过量药物自杀者，往往有超过 50% 的人服用了一种以上的药物，并且经常与乙醇一起服用。通常患者来就诊时病史采集和检查受到限制，因此对疑似过量用药的初步处置可以通过以下五个步骤完成。

步骤 1　支持。所有出现急性症状的患者都应采用"ABCDE"原则进行评估和治疗。在本病例中，应通过补液、镇静药和速效的苯二氮䓬类药物来控制躁动。如果可能的话，通过询问病史尽可能评估所涉及的毒物（摄入时间和剂量），以及是否有任何已知的病史或过敏史。大多数药物会导致酸碱失衡，因此初步检查应包括 Ur 和电解质、Lac 和 ABG（应计算酸碱丢失）。

步骤 2　净化。下一步可以通过清洗皮肤或口服活性炭来减少对可疑毒物的接触吸收。

活性炭是一种富含碳的物质，通常经过加工增加了表面积。口服活性炭的目的是与毒物结合，从而减少毒物摄入。建议在服药后 1h 内给药，如果可疑药物脂溶性低、释放缓慢或转运时间慢，1h 后也可给予使用。然而，活性炭对重金属、农药、醇类、氰化物或强酸 / 强碱相对无效，因为这些物质不与活性炭表面结合。由于活性炭会引起呕吐，因此不适用于无气道保护或摄入了强烈化学物质的患者，因为毒物可能会导致食管穿孔或严重的化学性肺炎。活性炭可以与通便剂（如 Klean-Prep）联合使用，后者含有一种强渗透剂（聚乙二醇）和平衡电解质溶液，以增加胃肠道的运输，从而进一步限制毒物的吸收。清洗会导致大量的液体流失，从而导致肾功能不全。

另外，可以通过洗胃来清空胃内容物。但这种方法误吸风险高且患者耐受性差，因此不常采用。如果摄入时间小于 1h 且怀疑有致命剂量的毒物，则可采用这种操作。

步骤 3　排出。排出的目的是从循环中安全地去除毒物，在某些情况下可以使用以下方法实现：碱化尿液、血液透析或血液灌流。

碱化尿液可增强弱酸的排泄，如果怀疑有中度水杨酸盐中毒，可给予碱化尿液治疗。急诊血液透析可根据下列标准进行（表 34.2）。对药物治疗无反应但仍未达到严格标准的患者，应与 HDU/ITU 或肾小组（根据当地医院安排）进行讨论。血液灌流是一种利用体外循环（通常包含木炭或替代树脂等成分）吸收毒素的替代疗法。然而，与口服活性炭类似，血液灌流对乙醇、农药、重金属、氰化物、强酸或强碱中毒的作用有限。

步骤 4　拮抗。前文已经提及减少吸收并从循环中消除毒物的方法，现在可以考虑使用拮抗药来拮抗毒物的作用。表 34.3 给出了常见毒物和解毒剂的示例，但该列表并不详尽。英国大多数急诊部门都注册了毒理学服务机构（如 TOXBASE），

表 34.1 由于毒素水平升高已被确认的临床综合征

毒素	RR	HR 和 BP	Temp	瞳孔	肠鸣音	发汗	其他
抗胆碱能药，如抗抑郁药、抗组胺药	–	增加	增加	散大	减少	减少	尿潴留、意识模糊
胆碱能药，如有机磷酸酯、氨基甲酸酯	–	–	–	缩小	增加	增加	支气管分泌物、流泪增加
拟交感神经药，如可卡因、苯丙胺	增加	增加	增加	散大	增加	增加	颅内出血、癫痫发作增加
阿片类药物（吗啡）	减少	减少	减少	缩小	减少	减少	昏迷
镇静催眠药，如抗惊厥药，苯二氮䓬类	减少	减少	减少	–	减少	减少	共济失调、复视、眼球震颤、呼吸暂停

注：BP= 血压；HR= 心率；RR= 呼吸频率；Temp= 体温。

表 34.2 考虑血液透析的标准

- 体液潴留导致肺水肿，对利尿药无反应
- 高钾血症（＞6.5mmol/L），对药物治疗无反应
- 严重的酸碱紊乱（pH＜7.0）
- 尿毒症（Ur＞30mmol/L，Cr＞500μmol/L）或心包炎、神经病变或脑病等临床症状
- 适合透析的毒物（水杨酸盐、乙二醇、甲醇、锂、苯巴比妥）

表 34.3 常见毒物 / 毒素的解毒药

毒药	拮抗药
对乙酰氨基酚	乙酰半胱氨酸、蛋氨酸
阿片类	纳洛酮
苯二氮䓬	氟马西尼
β 受体阻滞药	胰高血糖素
三环类抗抑郁药	碳酸氢钠
钙通道阻滞药	葡萄糖酸钙或氯化钙
一氧化碳	氧气（高压）
地高辛	地高辛特异性抗体
乙二醇、甲醇	乙醇、甲吡唑
有机磷类	阿托品、解磷定
氰化物	依地酸钙钠，羟钴胺，硝酸钠

建议遵循有关急性中毒管理的最新建议执行。

步骤 5　转诊。所有急性中毒患者一旦病情稳定，就应该接受精神病学评估，尤其是在怀疑患者有故意自残倾向时。

如果患者暂时无症状，但是药物（如阿司匹林、对乙酰氨基酚、锂、三环类抗抑郁药，或者服用缓慢或已改进配方的缓释药物）具有延迟反应，对生命存在潜在威胁，应考虑收住普通内科或急诊科观察病房。如果患者出现呼吸抑制、心悸或头晕等症状，应进行观察。大多数患者会出现轻微的胃肠不适，这个是可以预料到的。

如果考虑让高危人员（社会弱势群体，老人或年轻人，单独生活的人群）出院，建议联系国家毒物情报处（NPIS）来提供帮助。

另外，如果患者病情不稳定、有下列表现者，需要转诊到 ICU 治疗。

1. 血流动力学不稳定。

2. 精神状态改变或无法进行气道保护。

3. 吸食毒品后癫痫发作。

🔑 **要点**

1. 大多数药物中毒均可以通过急诊科的首要处置原则进行安全解决：支持、净化、消除、拮抗和转诊。

2. 对于患有严重酸碱失衡或需要呼吸支持的患者，应考虑接受转入加护病房或进行肾替代治疗。

3. 一旦病情稳定，患者应接受精神病学评估。

病例 35　药物过量

病史

患者女性，21 岁，患者朋友发现其服用了过量的对乙酰氨基酚后送入急诊科。朋友代诉患者 2d 前服用了 48 片对乙酰氨基酚（500mg/ 片），还有一瓶伏特加酒。随后，患者呕吐数次，诉腹部剧痛。患者目前昏睡状态，无法提供进一步的病史。

查体

T：35.6℃；Bp：114/62mmHg；HR：100bpm；RR：30bpm；SpO_2：100%（未吸氧）。昏睡状态，体型偏瘦，自主呼吸存在，毛细血管充盈时间＞3s，触诊皮肤湿冷。即刻血糖 2.1mmol/L。瞳孔等大，对光有反应。触诊右上腹部压痛呻吟；体表未见擦伤。

🔍 辅助检查

动脉血气分析（未吸氧）：pH 7.13；PO_2 76mmHg；PCO_2 23mmHg；HCO_3^- 10mmol/L。

问题

1. 对乙酰氨基酚中毒的病理生理学机制是什么？

2. 该患者早期应如何处置？

3. 何时考虑将患者转诊至肝病专科？

讨论

在药物过量中，对乙酰氨基酚是最常见的药物。大多数急性中毒患者表现为无症状或有轻微的腹部症状，如恶心和呕吐。如不纠正，可能会进展为严重的呕吐和肝区压痛。肝损害几天后，肝衰竭的晚期症状变得更加明显，包括肝性脑病、黄疸、低血糖症、肾衰竭、代谢性酸中毒和凝血障碍。

在急性情况下，重要的是确定摄入量和时间。在常规剂量下，活化的对乙酰氨基酚在肝中经过结合变成非活化形式；一小部分对乙酰氨基酚被细胞色素 P450 代谢产生有毒的 N- 乙酰基 - 对 - 苯醌（NAPQI），该产物通过与谷胱甘肽进一步结合而失活。随着对乙酰氨基酚水平的升高，更多的对乙酰氨基酚经细胞色素 P450 途径代谢，从而导致 NAPQI 水平升高。一旦谷胱甘肽的储备减少，无法使 NAPQI 失活，就会发生肝坏死。这种情况通常发生在对乙酰氨基酚血药浓度 > 150mg/kg 时。产生肝毒性的危险因素包括长期酗酒史、营养不良、囊性纤维化和 HIV。这些危险因素使谷胱甘肽储备减少，NAPQI 产生风险增加，因此会产生肝毒性。

初始的血液检查应包括肝功能、INR（凝血筛查）、肾功能（包括 Cr 和电解质），以及静脉血气分析来检查碳酸氢盐及代谢性酸中毒。摄入对乙酰氨基酚后 4h，最好在使用 N- 乙酰半胱氨酸（NAC）之前检查血液中的对乙酰氨基酚水平。肝功能和 INR 在急性情况下可能保持正常，但随后几天可能恶化。这些也是肝损伤严重程度和肝功能的重要预后指标。

急性单次过量服用对乙酰氨基酚超过 1h 的患者，如果其对乙酰氨基酚血药浓度高于正常值，则应给予乙酰半胱氨酸 NAC（Parvolex）治疗（图 35.1）。根据

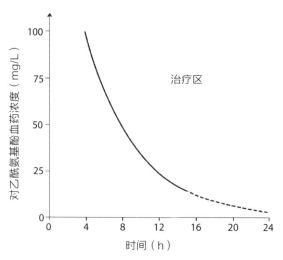

图 35.1 对乙酰氨基酚治疗计算图

注：对乙酰氨基酚摄入至少 4 h 后，应检查患者的血药浓度。如果对乙酰氨基酚的浓度高于治疗线，则应开始治疗

人类医学委员会（CHM）的建议，所有对乙酰氨基酚剂量交错服用超过 1h 的患者均应接受 NAC 治疗。其他需要考虑立即服用 NAC 的情况包括摄入量＞150mg/（kg·24h）、无法确定摄入时间或摄入量、出现黄疸或肝压痛。

应监测患者有无 NAC 不良反应，包括红斑、荨麻疹、支气管痉挛、血管性水肿和低血压。蛋氨酸是 NAC 可供选择的替代品，如果无法通过静脉注射，可以口服。

符合以下标准的患者应转诊至急性肝病科考虑进行肝移植。

1. pH＜7.3。

2. 凝血酶原时间＞100s。

3. Cr＞300μmol/L。

4. 入院时 Lac＞3.5mmol/L 或液体复苏后仍＞3.0mmol/L。

5. 3 级或 3 级以上的肝性脑病。

病情稳定的患者应转诊至急诊精神科，以进一步评估患者有无自身伤害 / 自杀观念。

🔑 要点

1. 对乙酰氨基酚中毒是最常见的用药，评估用药剂量和给药方法（单一或交错式用药过量）至关重要。

2. 由于存在支气管痉挛、血管性水肿和低血压的风险，*N*- 乙酰半胱氨酸的治疗需要监测。

3. 所有患者一旦稳定就应接受精神心理医学评估。

4. 严重的代谢性酸中毒（pH＜7.3）、凝血紊乱、急性肾损伤和急性认知功能障碍是预后不良的指标，可能需要转诊至肝病科。

病例 36 自杀未遂

病史

患者男性，54 岁，被救护车送至急诊科。患者试图用刀子割开自己的左侧喉咙。患者诉"已经受够了"和"已无路可走"。最近被骗子骗去了一大笔钱。患者诉一时冲动想自杀，自知割的不深。在自杀之前，患者曾给一位密友发过短信。患者在大学学习过心理学，从事行政工作，约 10 年前辞职。患者没有孩子和家庭，目前全职照顾患有老年痴呆症的母亲。没有精神或身体健康问题的病史，也没有违法史。否认吸烟、饮酒及非法使用药物史。父亲患有抑郁症，几年前上吊自杀身亡。

查体

患者衣衫不整，避免目光接触。左颈部可见一长约 5cm 的浅表撕裂伤。患者警惕性很强，定向和对外界反应过度敏感。

问题

1. 如何进行自杀风险评估？

2. 该患者应进行哪些辅助检查？

3. 该患者需要住院吗？如果需要，为什么？

讨论

自残和自杀未遂对所有当事人来说都是痛苦的。在过去的 10 年中，自残和自杀的发病率大幅度增长，尤其是在 11—16 岁的男性中。故意自残导致 15 万人到急诊科就诊，这些患者在未来一年内自杀的可能性是普通人群的 100 倍。

自残和自杀两个名称经常互换使用，但实际上二者的性质不同。自杀是一种蓄意造成死亡的自我伤害行为，而自残是一种造成伤害的复杂行为，但与死亡想法没有联系，是一种通过施加身体疼痛来缓解精神压力的方法。

首先，应评估患者的心智能力、参加咨询的意愿，以及任何先前存在的精神健康病史，这样可以进一步指导治疗。患者一般被视为有心智能力，除非有强有力的证据说明患者有认知障碍，比如痴呆或由毒素引起或在危及生命的紧急情况下诱发。所有患者应与非自残患者一样有同样的尊严、受到同样的尊重。无论他们是否愿意参加心理评估，都应该对他们的身体损伤进行处理。由于该事件可以增加患者的心理压力，因此应将患者置于安全的环境中。

在病史方面，尽量获取患者的详细信息［出生、教育、就业和社会关系，尤其要关注潜在的危险因素（表 36.1）和危险信号（表 36.2）］。记录事件的时间轴和事件的周围环境，然后无论患者是否打算被找到，均需评估在这个行动中患者做了哪些计划。另外，询问他们对该行为深思熟虑的时间长短，之前的自残行为有哪些，以及他们是否升级了行为的严重性。应该调查家庭或亲密朋友的自杀史。

在初次尝试自杀和 60 岁以上的患者中，可能存在潜在的并发症和心理症状。因此，建议对常见疾病进行常规筛查，包括血常规、铁蛋白、血清铁和维生素 B_{12}，因为贫血可能会伴有情绪障碍和疲劳。肝功能检查还可用于排除肝损害，这种损害可能会导致处方药清除不充分，以及那些可能影响认知功能的违禁药物清除不彻底。应该评估甲状腺功能，因为甲状腺功能亢进和甲状腺功能减退是情绪变化的常见原因。

表 36.1　潜在危险因素和保护因素

危险因素	保护因素
·失业或近期经济困难	·牢固的家庭关系或社区
·离婚、分居、丧偶	·解决问题和解决冲突的能力
·社会孤立	·归属感和自我价值感
·先前的创伤性生活事件或虐待	·文化和精神信仰
·以前的自杀行为	·未来的目标
·慢性精神疾病	·喜欢活动
·慢性、使人身体虚弱的疾病	·愿意寻求和接受帮助
	·限制获得高度致命的自杀手段

表 36.2　危险信号

- 威胁伤害或结束生命
- 寻求或获得自我伤害的手段
- 表达自杀计划
- 撰写或谈论自杀
- 绝望、无助或无路可走
- 愤怒或复仇行为
- 做出冲动行为
- 焦虑和（或）睡眠紊乱
- 情绪波动

有几种临床评分工具可以帮助临床医师管理此类患者，如 SADPERSONS 量表。

1. 性别（男）（1 分）。

2. 年龄（＜19 岁或＞45 岁）（1 分）。

3. 抑郁 / 绝望（2 分）。

4. 有企图自杀病史 / 精神病入院（1 分）。

5. 乙醇（酒精）/ 药物滥用（1 分）。

6. 理性思维损失（2 分）。

7. 分居 / 离婚 / 单身（1 分）。

8. 有组织的或认真的尝试自杀（2 分）。

9. 没有社会支持（1 分）。

10. 陈述未来仍会尝试自杀（2 分）。

如果身体状况稳定，可以考虑 0~5 分出院，并进行心理健康随访（或根据当地政策实施）。得分 6~8 分的患者应立即由精神健康专家进行复查，得分＞8 分的患者表明需要住院接受精神健康治疗。

大多数急诊科均设有 24h 心理健康联络团队，他们将为就诊的急诊患者提供评估。对于经过风险评估后出院回家的人，确保他们可通过打电话与紧急专线取得联系并提醒他们如果他们觉得自己不能应对时，应到急诊科就诊。通常，急性 MH 征象是大声呼救，可多陪伴患者几分钟以防止患者再次尝试自杀。

在陈述事实情况同时，确保演示、尝试、自杀笔记（手写、电子邮件）、能力评估和其他多学科评估也同时进行，如果有必要，将患者正式纳入《精神健康法》"章节"予以考虑。

🔑 要点

1. 自残是一种并不打算结束生命的复杂行为。

2. 自残病史患者，自杀风险增加 100 倍，这代表着公共健康问题。

3. 通常 19 岁以下或 45 岁以上的有严重行为的男性更容易自杀成功。

4. 对乙酰氨基酚中毒者，严重的代谢性酸中毒（pH＜7.3）、凝血紊乱、急性肾损伤和急性认知功能障碍是预后不良的指标，可能需要转诊至肝病科。

四、神经内科和神经外科

病例 37　健身后腰痛

病史

患者男性，45 岁，在健身后出现急性腰部疼痛。几个小时后，患者跛行走进入急诊科，主诉下肢无力，伴腰痛。患者双腿和足尖疼痛、麻木，右侧重于左侧。口服布洛芬后不能减轻疼痛。

查体

患者足跟无法着地。腹软，脐下可触及 1 个明显的肿块。直肠指检没有发现主动或被动张力。

🔍 辅助检查

腰椎 MRI 如图 37.1 所示。

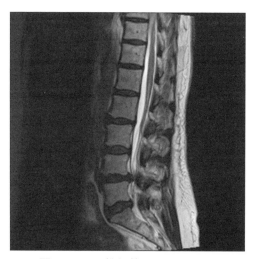

图 37.1　腰椎矢状面 MRI 扫描

问题

1. 该患者的诊断是什么？
2. 需要获得哪些影像学资料？
3. 哪些方面可能会发现异常？
4. 还需要做哪些处理？

讨论

这是一例马尾综合征（CES）的患者。举重物后出现急性加重的下肢无力和疼痛，应高度怀疑腰椎间盘突出的可能，这是 CES 最常见的原因。根据椎间盘突出的位置和程度，神经根和脊髓可能都会受累。在本病例中，患者足下垂、小腿前侧及足背麻木提示椎间盘突出引起了 L_5 神经根病。成年人的脊髓通常在 L_{1-2} 处终止。脊髓尾部延续为马尾。如果突出的椎间盘压迫脊髓，则可能会出现脊髓反射体征，如反射亢进、霍夫曼征、巴宾斯基征和阵挛。

当马尾被一个非常大的中央型椎间盘突出压迫时，患者会出现尿潴留、便失禁、肛门张力丧失和鞍区麻痹的症状。这些症状与控制膀胱逼尿肌、肛门内外括约肌和控制会阴部感觉的 S_{2-4} 神经根的躯体自主神经纤维受压有关。骨赘和肥大的黄韧带等软组织也可使椎管的管径减小。在这些情况下，即使髓核突出程度较小也会产生明显的体征和症状。

CES 是神经外科急症。治疗目标是防止肠道和膀胱功能及下肢运动功能不可逆性丧失。虽然 CES 主要依靠临床诊断，但仍需要进一步影像学检查以帮助确诊和制订手术计划。最终，腰椎 MRI 将为神经外科医师提供指导。在本病例中，可以看到较大椎间盘在 L_{4-5} 水平上压迫马尾神经，导致神经根周围的脑脊液信号丢失。应行矢状位和轴向 T_2 序列图像以确定诊断。检查结果可重复且与影像学检查结果相关可确诊 CES。进行直肠指诊以评估被动和主动直肠张力及有无鞍区麻痹是至关重要的；此外，尿失禁被错误地认为是一种经典症状，但尿潴留才是 CES 最常见的症状。排空膀胱后扫描膀胱以评估残余尿量是诊断尿潴留客观且有用的方法。每种症状的发作时间和持续时间对诊断至关重要。与已经持续了数周的大便失禁相比，在过去 24h 出现的足下垂可以通过紧急减压得到改善。但是，大便失禁持续数周的情况下，特别是在某些功能仍然保留的情况下，仍可能需要进行手术以防止患者神经系统的其他方面进一步恶化。

CES 可能会掩盖多种其他需要相鉴别的疾病，比如脑卒中、血管闭塞、深静脉血栓形成、肌肉痉挛和周围神经病变。良好的病史记录和检查将有助于将它们与真正的 CES 区分开来。如果考虑到可能存在外伤造成的骨折，则应进行 CT 平扫检查。如果在首次 CT 检查时发现了不稳定骨折，应采取脊柱保护措施，直到确定治疗方案。CT 扫描时间从几秒到几分钟不等，比 MRI 更快，后者可能需要 30~60min。通常单独进行腰椎扫描，但是在临床相关性低于预期的情况下，应考虑将影像学扩展到胸椎和颈椎，以及大脑，以排除更高节段水平的病变。

在等待 MRI 的同时，应进行血常规、电解质、凝血检查，并分组保存，以备外科手术干预之需。在把患者送进手术室之前，如果能够及早获得相关的异常指标就可以用最短的时间加以纠正。

🔑 要点

1. 获得准确的病史记录以排除其他疾病可能，如果怀疑有马尾综合征，请务必进行直肠指检。
2. 考虑行胸椎、颈椎和（或）大脑的影像学扫描，以排除有指征的更高节段水平的脑脊髓病变。
3. 如果条件允许的话，应常规与既往影像资料进行对比。

病例 38　拳击比赛时晕倒

病史

患者男性，17 岁，在拳击比赛中从侧面被拳击中后送入急诊科。患者被击伤晕倒，但很快恢复了意识。主诉搏动性头痛和恶心，并呕吐了 2 次。

查体

颈椎、中枢神经和周围神经检查正常。简易智力测验分数是 9/10。

问题

1. 是否需要完善头部 CT 扫描？
2. 患者病史中还有哪些其他重要的线索？
3. 给患者及其父母什么建议？

讨论

应该用高级创伤生命支持的基本原则处理该患者。需要排除的主要损伤包括颈椎骨折或韧带损伤、颅内出血和钝性脑血管损伤。并非所有病例都需要影像学检查，但如果临床高度怀疑，则应考虑进行影像学检查。NICE 关于头部损伤的指南指出，如果存在下列任一情况，则需要进行 CT 扫描。

1. 初步评估 GCS＜13。

2. 受伤后 2h 在急诊科进行评估 GCS＜15。

3. 怀疑颅骨开放性或凹陷性骨折。

4. 任何颅底骨折的症状。

5. 创伤后癫痫发作。

6. 局灶性神经功能损伤。

7. 头部受伤后呕吐＞1 次。

8. 危险的受伤机制。

9. 应用抗凝药物（如华法林、NOACs）。

10. 逆行遗忘＞30min。

在这个病例中，由于患者在头部受伤后呕吐 2 次，因此应进行头部 CT 平扫以排除颅骨骨折和 (或) 硬膜下血肿伴侧脑损伤。本例 CT 扫描正常。

脑震荡通常在门诊治疗。尽管急诊科最重要的是排除危及生命和四肢的伤害，但确立脑震荡的诊断可以对患者的长期预后产生深远的影响。怀疑脑震荡的患者应立即转诊至对运动医学专长的全科医师、神经内科医师或神经外科医师等脑震荡专家处。在较大的中心，这些专家经常一起对患者进行评估和管理。

在脑震荡专家进一步评估和准许之前，建议患者避免接触性或碰撞性的运动。因为存在二次撞击综合征的风险，青少年运动员不允许重返比赛。在脑震荡后的急性期，由于反应和决策能力受损，患者极易受到进一步伤害。

患者的脑震荡史是需要明确的关键性因素之一。如果患者有多次脑震荡的病史，每一次所需要的恢复时间逐渐延长，应该提醒患者，进一步的损伤可能会导致更高的发病率和死亡率。提高比赛成绩的药物和非法药物对脑震荡患者的影响存在争议，但应该考虑到这一点，并进行相关筛查。使用头盔虽然具有一定程度的保护作用，但对防止旋转伤害的作用很小。

证据表明没有哪一项治疗方法能加快脑震荡的恢复。有些学者主张伤后 5~7d 严格休息（不进行体育锻炼、不读书，不看电视 / 电脑 / 手机），但依从性差。另一些学者则建议采取早期积极康复的方法，包括在第 1~2 天严格休息，然后逐步引入精神活动，随后逐步增加高强度的体力活动。

在这种情况下，如果 CT 扫描阴性，则应出院，但前提是有人在家监督患者，并应书面和口头说明脑震荡的正常症状和危险信号，如嗜睡加重、癫痫发作、局灶性神经功能缺损和持续呕吐。如果患者在家中病情恶化或照顾者担心患者病情加重，则应返回急诊科进行重新评估。有时，患者可能出现延迟性出血，这可能需要重新 CT 扫描。

要点

1. 处理疑似脑震荡损伤的患者时，应排除有无危及生命和四肢的损伤。
2. 在临床高度怀疑的基础上可以确诊脑震荡。
3. 将患者转诊给脑震荡专家以进行进一步的门诊评估和治疗。
4. 头部损伤患者出院后需家属一直陪护，并进行口头和书面的头部损伤说明，详细说明常见的脑震荡症状，以及何时需急诊科就诊。

病例 39 头痛、呕吐和意识模糊

病史

患者女性，45 岁，因意识模糊就诊急诊科。患者不能遵嘱，但可以定位疼痛。患者爱人代诉，患者开始呕吐且讲话变得语无伦次时，曾主诉有严重的头痛。

查体

患者畏光，右侧瞳孔直径大于左侧，并且对光无反应。右眼内收凝视麻痹。

辅助检查

头部 CT 平扫结果如图 39.1。

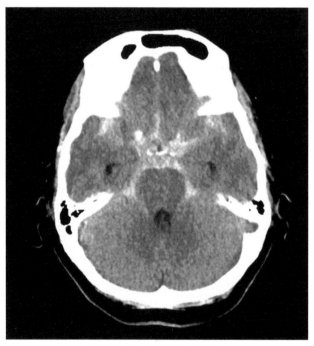

图 39.1 头颅 CT 平扫

问题

1. 描述 CT 平扫的结果，病因可能是什么？

2. 是否需要进行腰椎穿刺检查？

3. 急诊科还应做哪些其他的检查？

4. 该患者如何处理？

讨论

头部 CT 平扫示基底池高密度影延伸到颞侧裂并向后延伸到环池，这与蛛网膜下隙出血（SAH）的 CT 表现一致。CT 上出现 SAH 经典的星形外观应考虑动脉瘤破裂。由于该患者的右侧第Ⅲ对脑神经受累（失去副交感神经支配导致瞳孔扩张，运动功能丧失导致内收麻痹），最可能的原因是右侧大脑后动脉或后交通动脉的动脉瘤破裂。

考虑到 SAH 的诊断已经确立，再进行腰穿（LP）检查几乎没有任何价值。如果怀疑有 SAH，但头部 CT 未见出血的情况下，在出血后 12~24h 进行腰穿，连续采集 3 次脑脊液样本以检查红细胞计数和黄变征最敏感。头部 CT 平扫在出血时最敏感，而随着时间的推移，由于血凝块的分解，敏感度逐渐降低。CT 上的高密度影是由于含铁的高密度血红蛋白滞留所致。

在确诊蛛网膜下隙出血后，下一步是与神经外科医师协商确定 SAH 的来源和有无其他未破裂的动脉瘤或动静脉畸形（AVMs）。实现这一目标的一种早期、快速、无创的方式是通过头颅 CT 血管造影（CTA）。CTA 还有另外一个的优势，就是通过识别造影剂填充或外溢可以指出动脉瘤破裂的来源。这可能会取代创伤性更大的 LP。MRI/MR 血管造影有时是必要的，但对小的或血栓性动脉瘤的敏感度较低。目前的金标准是介入下脑血管的数字减影血管造影，虽然其具有侵入性，在急性动脉瘤中并不常用，但它的优点是可以同时对破裂的动脉瘤进行血管内治疗。

有一部分动脉瘤破裂的患者没有及时到急诊科就诊，因为这些动脉瘤破裂的患者通常有血凝块填塞在破裂处。急性期再破裂的风险很高，应尽快控制血压。通常，需要根据患者的心率静脉注射肼肽嗪或拉贝洛尔，以保持收缩压＜140~160mmHg。控制血压时可能需要输注尼莫地平。但是，根据患者的基础血压，建议在急性期血压降低不应超过基础血压的 20%。

SAH 的另一个常见早期后遗症是脑积水，尤其是在脑室内出血的情况下，会导致脑脊液流出 / 吸收障碍。这些患者需要外部脑室引流（EVD）以减轻脑积液的积聚。当头部 CT 显示蛛网膜下隙出血时，应立即咨询神经外科。如果此前尚未做过全套血液检查，应在治疗之前进行全套血液检查，包括凝血检查。

⚷ 要点

1. 所有怀疑颅内出血的病例都应立即进行头颅 CT 检查。
2. 在 SAH 病例中，由于再次破裂的高风险，初期重点是控制血压，目的是保持 SBP＜140~160mmHg。
3. 需要密切观察患者，监测脑积水的发展。

病例 40　机动车事故

病史

患者男性，35 岁，驾驶机动车与对向来车迎头相撞，患者未系安全带，事故发生后呼之不应。医护人员给患者迅速插管并转运到急诊科。

查体

HR：110bpm；BP：170/90mmHg。听诊双侧呼吸音清。四肢抽搐，无法自主睁眼或发声。左侧瞳孔 6mm，对光反射反应迟钝。右侧瞳孔直径 3mm，对光反射灵敏。除了一些面部撕裂伤、前臂撕裂伤和擦伤外，未见其他明显的外伤。

> 🔍 **辅助检查**
>
> 头颅 CT 平扫如图 40.1 所示。

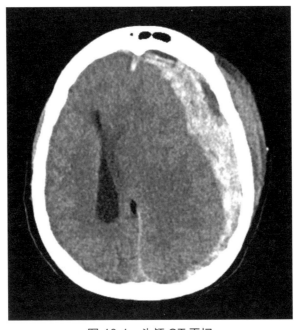

图 40.1　头颅 CT 平扫

问题

1. 该患者的格拉斯哥昏迷评分（GCS）是多少？

2. 该患者的诊断是什么？有哪些其他诊断？如何进行鉴别？

3. 该患者的下一步治疗是什么？

讨论

这是一例明确的头部创伤患者。应当遵循高级创伤生命支持（ATLS）的基本原则，包括维持气道通畅和颈椎固定、维持呼吸和循环稳定应优先于行头部 CT 检查。作为初步评估的一部分，通过 GCS：睁眼（E）、语言（V）和运动（M）反应来评估患者的严重程度。在本例中，患者在现场评分为 E1V1M1，在到达创伤中心时评分为 $E_1V_TM_4$。GCS 是一种客观且可重复的临床工具，可以对颅脑损伤的严重程度进行分类并监测临床转归。运动部分很重要，因为有助于预测远期的神经系统预后。

在本病例中，患者的头部 CT 平扫显示颅骨下方有一高密度的新月形区域，对下方的脑实质产生了压迫效应。左侧也可见中线移位和侧脑室消失。这是急性硬膜下血肿（SDH）的典型表现。急性 SDH 源自静脉出血，通常来自硬脑膜桥静脉，快速的加速或减速运动可以导致硬脑膜桥静脉出血。根据损伤的程度和颅穹间隙的大小，患者有可能会保持神经系统稳定，也有可能出现 GCS 下降和运动功能障碍等病情恶化的表现。

硬膜下出血局限于颅骨内部有限的空间中。而在正常的人体中，该空间主要由大脑实质填充。脑脊液（CSF）包围着大脑，起到减震的作用，可保护大脑免受头骨坚硬（通常是粗糙的）表面的伤害。血管进出颅骨为大脑提供氧气和营养，同时清除废物。颅骨内脑实质、脑脊液和血液维持颅骨腔内恒定的压力平衡。硬膜下出血产生了一个额外隔室，引发之后一系列事件。脑脊液将移位到颅骨外，有时脑实质会压迫脑脊液的流出道，导致梗阻性脑积水。血管受压使大脑的血液供应受到损害。最后，脑组织可能会疝出，产生压迫效应，表现为瞳孔散大，最终导致呼吸停止。这种颅内各室之间微妙的平衡关系被称为 Monro-Kellie 学说。

这些情况下的目标是防止继发性颅脑损伤。最初的创伤（原发性脑损伤）可能会对一些脑组织造成不可逆转的损伤。可以通过对创伤患者的及时评估和治疗来预防继发性颅脑损伤。一旦通过头颅 CT 平扫确诊，就应该请神经外科会诊。一般情况下，具体到各个医疗单位，神经外科医师可能并不是初始创伤小组的成员，无法对到达患者进行早期评估。而仅仅通过临床判断和影像学检查的结果就做出是否让患者接受减压手术的决定，也并不是想象的那么简单。在患者受伤的早期阶段，可以进行血液检查，包括血常规、凝血功能和一系列检查并为手术干预做好准备。尽早获得相应的结果，将为纠正血细胞比容、血小板、维生素 K 和凝血酶原复合物等异常结果赢得时间。

有时，患者不需要紧急手术减压或预估手术效果不佳。在这种情况下，急性 SDH 的治疗应遵循颅内压（ICP）处理的基本原则。首先应采用一级策略，如抬高床头或对伴有脊柱损伤的患者采取头高足低位，确保颈内静脉流出通畅并保持正常体温。如果需要，应放置 ICP 监护仪来帮助指导复苏。此时，患者的 GCS 如果

<8，需要行气管插管。

可以通过促使组织液进入脑血管循环来减轻脑水肿。常用的药物包括高渗盐水和甘露醇。对患者行气管插管通气的好处是能够通过呼吸机控制 PCO_2 的水平以诱导脑血管收缩。不过，由于这种操作存在灌注不足的风险，该技术存在争议，应谨慎使用。镇静药和肌松药可以降低人体的代谢需求，从而增加大脑的氧气输送。理论上应该行低温治疗，但由于有致凝血障碍的风险，这种方案一直是有争议的，应避免使用。脑脊液分流通常通过脑室外引流（EVD）进行，这种方法另一好处是能够监测 ICP。

🔑 要点

1. 始终遵守 ATLS 原则对颅脑损伤患者进行评估。

2. 怀疑有硬膜下出血时应尽快进行头颅 CT 平扫检查。

3. 必要时给患者行气管插管，但应事先进行详细检查，并使用短效可逆药物，以便进行复查以指导干预措施。

4. 时间就是生命。

病例 41　言语不清伴肢体无力

病史

患者男性，63 岁，驾驶车辆在一条人流稀少的街道上发生追尾，撞上了前面的车，随即被送到急诊科。患者妻子交代，患者碰撞前已经出现言语不清。患者有高血压病史，服用氨氯地平和氢氯噻嗪控制，高脂血症，服用他汀类药物控制。吸烟史 30 余年。

查体

T: 36.8℃；BP: 180/90mmHg；HR: 80bpm（律齐）；RR: 18bpm；SpO_2: 96%（未吸氧）。患者站立不稳，抓住栏杆寻求支撑时，左臂颤抖，右臂无力，右侧针刺觉和腱反射减弱，上肢重于下肢。患者视野完整。

问题

1. 该患者的诊断是什么？
2. 诊治原则是什么？
3. 优先考虑做哪些检查？

讨论

这是一起创伤事件，临床并不罕见，这种事件是由心肌梗死、癫痫或卒中等疾病引起的。根据现场实际情况、损伤机制和早期伤情分类评估损伤严重程度，然后在入院前启动创伤呼叫。

进行初步调查后，发现创伤事件发生同时，对突发事件（如脑卒中）的怀疑也不应除外，则有必要从患者和在场的任何家庭成员中获取重要和完整的病史。

需要确定的关键信息是发病时间或能获知的确切时间、既往脑卒中病史、发病前功能状态、抗凝药物使用情况，以及患者就诊时美国国立卫生研究院卒中量表（NIHSS）的评分。NIHSS 是一项由 15 部分组成的神经学检查评分系统，通过对各种大脑功能（包括意识水平、语言、构音障碍、反应迟钝、凝视、视野、面瘫、上下肢运动、共济失调和感觉功能）的评估来判断卒中的严重程度。建议在所有怀疑卒中的患者中进行此项评估，通常只需要几分钟；除了评估严重程度外，还可以用此评分系统来监测神经功能是否改善。

从脑卒中角度来看，已经造成的损伤（脑梗死）可能是永久性的，进一步的评估和治疗应该基于这一认识，治疗目标是防止进一步损伤（脑缺血）和纠正可逆原因（二级预防）。按照这些思路，时间对于患者的结局至关重要。根据当地实际情况，如有卒中急救治疗协议的单位，应尽早启动这一治疗流程。进一步的检查将遵照卒中专科医师医嘱进行，但无论如何，急诊科医师应该熟悉基本流程。早期的关键检查之一是急诊头部 CT 平扫，确定卒中类型（是缺血性还是出血性），因为治疗有着本质区别。

在缺血性脑卒中患者中，再灌注治疗（溶栓和机械取栓）已展示出其优势所在，其目的是尽量挽救缺血的脑组织，而不是梗死的脑组织。静脉注射 tPA［阿替普酶（纤维蛋白溶酶原激活药）］已被证明可以提高特定患者的自理能力和降低死亡率，这些特定患者包括发病在 4.5h 内，且没有禁忌证（出血转化、大面积脑梗死、近期卒中 / 心肌梗死、凝血异常）的缺血性卒中患者。

在过去的 5 年里，多项试验证明了机械取栓术的优势，特别是对于前循环大血管闭塞的患者来说更明显。理想情况下，头颈部的 CT 血管造影与头部 CT 应同时进行，以尽量减少不必要的转运和延误。与 tPA 一样，机械血栓取出术也有一定风险，相关的禁忌证与 tPA 也相似。在没有脑卒中介入医师的中心，如果在发病 6h 内，患者有实现腹股沟穿刺的条件，则可以采取药物治疗和转院。

血液化验通常在 30min 内进行，无论诊断如何，都应尽早开始。除凝血功能外，应分别进行血糖和心肌酶学检查，以排除低血糖和心肌梗死等鉴别诊断。同时，还能帮助发现并纠正高血糖，因为高血糖已被证明与急性脑卒中的不良结局有关（再灌注治疗中出血转化的风险更高，缺血性损害更严重）。另外，应获得准确的患者体重用来计算 tPA 准确的剂量。

一旦进行了紧急评估，确定是否进行再灌注治疗，接下来进一步的检查将以二级预防为目标。

🔑 要点

1. 卒中是一种需急诊处理的情况；任何怀疑卒中的患者都需要进行神经系统检查来计算出 NIHSS 评分。
2. 疑似卒中患者急需完善头部 CT 检查排除出血情况。
3. 明确症状发作的时间或已知为正常的最近时间，因为溶栓通常只应用于症状发作后 4.5h 内的患者。

病例 42　厨房内突然晕倒

病史

患者男性，50 岁，在厨房内烹饪时出现肢体活动异常，突然晕倒。患者右侧肢体比左侧灵活。能说话，但似乎不能应答。患者左侧颜面部比右侧的运动少，饮水呛咳。患者儿子代诉，患者既往体健，直到烹饪时突发跌倒并以脸着地。

查体

T：36.8 ℃，HR：90bpm，BP：200/130mmHg，RR：18bpm，SpO_2：95%（未吸氧）。患者嘴唇可见一个小裂伤，左侧眼眶周围轻微肿胀。无法睁开左眼，但瞳孔等大正圆且反射正常。患者只能抬起右臂，表现出良好的手眼协调。与右侧相比，身体左侧有麻木感，且左侧腱反射减弱。

🔍 辅助检查

头颅 CT 平扫见图 42.1。

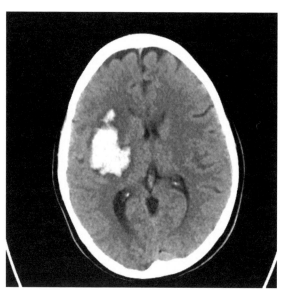

图 42.1　头颅 CT 平扫

问题

1.该患者可能的诊断是什么?

2.该患者的诊治原则是什么?

讨论

这是一例脑卒中的病例。最初的评估和管理类似于上一个病例（"言语模糊和乏力"）。患者应按"ABCDE"的原则，稳定生命体征，并应尽快进行头颅 CT 扫描。脑卒中的鉴别诊断应该同时进行，但不能延误脑卒中的检查与评估。

头 CT 平扫显示右侧基底节区有一个高密度阴影，这是高血压性卒中的典型表现，但通常很难将其与缺血后脑出血区分，也就意味着再灌注治疗存在禁忌，因此下一步的诊疗重点就指向了出血性脑卒中。出血性脑卒中的常见原因包括高血压和脑淀粉样血管病变，应在恰当的时候通过 MRI 或增强 MR 排除血管异常，如动静脉畸形（AVMS）和海绵状血管瘤。

最早应该启动的干预措施之一是严格控制血压，这是为了尽量降低再出血的风险。通常情况下，根据患者的心率情况，静脉注射肼屈嗪或拉贝洛尔，以保持收缩压（SBP）低于 140~160mmHg。然而，根据患者的基础血压，建议在急性期不要将 SBP 降低超过基础血压 20% 以上。同时，也要考虑其他简单的颅内压管理措施（详情请参阅关于"机动车事故"的病例）。

应进行包括凝血功能在内的全套血液检查。由于血肿有扩大的风险，任何凝血异常性疾病都应予以纠正，且不应使用抗凝药物。即使是凝血功能正常的患者，在最初的 6~12h 血肿扩大的风险也很高。这些患者需要进入加护病房治疗。密切监测和定期复查对于及早发现神经功能下降很重要。一旦发生，需要复查 CT 平扫，当然也可以根据各医疗单位自身情况来确定检查间隔的时间。

以前曾对手术清除颅内血肿进行过研究，但没有强有力的证据表明其在死亡率和功能结局方面优于非手术治疗的患者。不过，由于脑积水的存在（特别是血肿延伸到脑室时）需要脑室外引流（EVD）或需要进行颅骨减压术，应尽早与脑卒中治疗小组一起咨询神经外科医师。目前正在进行几项试验研究微创手术清除血肿的可行性。由于扩张空间有限，小脑一旦出血需要紧急减压。在这种情况下，激素在减轻水肿方面作用是有限的。

🔑 要点

1. 高血压卒中的常见原因包括控制不良的高血压和脑血管淀粉样变。
2. 控制 SBP 至 140~160mmHg，但注意不要将血压急剧降低超过 20%。
3. 需要做 CT 或 MR 血管造影，以明确是否存在血管畸形，并给予干预。
4. 必要时 EVD 或减压开颅术来缓解脑积水。

病例 43　颈部疼痛

病史

患者女性，74 岁，发生道路交通事故后到达急诊科，既往有 2 型糖尿病病史，患者主诉颈部疼痛，双手麻木并出现尿失禁。

查体

患者双侧上肢对称性无力，右下肢肌力比左下肢稍弱，臀部疼痛，活动后加重。腱反射正常，双侧 Babinski 征阳性。

🔍 **辅助检查**

颈椎矢状位 CT 片见图 43.1。

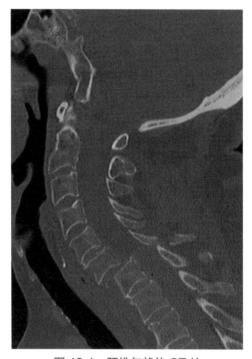

图 43.1　颈椎矢状位 CT 片

问题

1. 该患者诊治中最优先处理的问题是什么？
2. 该患者的评估中最关键的方面是什么？
3. 影像学检查显示病变类型是什么？发现哪些问题？

讨论

对于任何涉及创伤的患者来说，处置流程应按照高级创伤生命支持（ATLS）指南进行。许多患者会被他人用木板抬来医院。作为二次检查的一部分，患者转移至标准床上时，应该避免身体扭曲，而身体应保持平直轴向翻身到床上。通常不可能在急性期处理患者的脊柱病变，特别是当其他问题需要优先处理时。当高度怀疑脊柱损伤时，应始终采取严格的全脊柱保护措施，直到有足够的临床和（或）影像学证据排除脊柱病变为止。当临床上准备治疗脊柱病变时，在主动运动和被动运动两个方面，需要对颈部疼痛和局灶性运动障碍进行一个准确评估。为此，需要消除任何潜在的干扰和容易让医师混淆判断的情况（其他部位疼痛、中毒、认知障碍等）。

在进行初步评估时，要高度关注高位脊髓损伤，这可能是此类患者呼吸困难的潜在原因。如果怀疑脊柱损伤，应获得相应部位的 CT 扫描。但如果有更多怀疑，扫描整个脊柱也是合理的。如果行胸部、腹部或骨盆的 CT 扫描，胸腰椎图像通常可以根据局部成像序列进行重建。

在这个病例里，图像显示 $C_{6\sim7}$ 的脊柱牵拉损伤。这是一种不稳定的损伤，并可能导致椎管狭窄。应在症状出现后尽快进行全面的神经系统检查，并记录在案。这将有助于把握进一步干预的时机，这样也可以作为基线情况，与干预后疗效对比。需要对这位患者脱臼的颈椎进行复位。韧带的断裂有可能导致硬膜外血肿，但在 CT 扫描中可能无法显示。在有可能进行临床体格检查评估的患者中，稳妥的做法是进行连续的评估，以监测任何潜在的硬膜外血肿而导致脊髓受压的情况。MRI 可以更清楚地发现损伤，必要时就需要紧急手术减压。

虽然临床检查对新的病变是敏感的，但检查的特异性受到其他疾病发展过程的影响，这些疾病的临床表现与脊柱受损的表现很相似。这位女士患有糖尿病，这种疾病有可能会导致周围神经病变，从而可以解释她的手麻木。患者的步态不稳和尿失禁可能提示胸椎或腰椎病变进一步进展到了脊髓。下肢疼痛可由跛行或骨关节炎解释。后者在患者目前身体条件下最有可能，但在外伤的情况下，需要排除髋部或骨盆骨折。在老年人群中，这些鉴别诊断应该被仔细甄别并酌情予以排除。

🔑 要点

1. 在创伤情况下，一定要注意采取脊柱预防性保护措施，直到脊柱病变被"排除"为止（无论是在临床上还是在影像学上获得证据）。

2. 颈椎 C_3、C_4、C_5 支配着膈肌的活动（膈肌受膈神经支配，膈神经发自颈丛，由颈 3、4、5 颈神经前支组成，属于混合神经）。

3. 在疑似存在脊柱病变的患者中，一定要进行彻底的神经系统检查，这样可以指导进一步的评估，并作为未来病情变化的对比。

五、创伤和骨科急症

病例 44　腰背痛

病史

患者男性，45 岁，在一家零售商店工作，在过去的 3~4 个月，腰背痛进行性加重，遂就诊于紧急治疗中心。患者工作内容涉及行政管理，但由于人手短缺，有时不得不亲自整理货架。最近的一天工作结束时，感到疼痛更加严重，并向左腿放射。他需要暂停工作一段时间，他的全科医师已经尝试给予常规的布洛芬，但效果欠佳。该患者要求对腰背部进行 X 线检查。

查体

周围神经检查显示双下肢正常，髋、膝、踝、足和足趾的 MRC（肌力分级）评分为 5/5。腿部或会阴感觉无减退，周围反射正常。主动直腿抬高右侧 90°，但左侧受疼痛限制仅 60°。直腿抬高试验左侧为阳性。为了减轻疼痛，患者的步态出现明显跛行。

问题

1. 患者诊断和初始管理是什么？
2. 如何回应患者诉求，是否需完善脊柱 X 线片。
3. 患者预后如何？能重返工作岗位吗？

讨论

$$
腰背痛 \begin{cases} 机械性：腰肌劳损、椎间盘突出、腰椎病、脊椎椎体滑脱、\\ \quad\quad 椎体骨质破坏、急/慢性外伤\\ 炎性：强直性脊柱炎、银屑病关节炎、炎性肠病 \end{cases}
$$

本患者患有机械性腰背痛，这是指椎旁肌肉、脊椎关节、椎间盘等结构性原因引起的背痛。

本患者有坐骨神经痛，疼痛沿左腿向下放射。坐骨神经起源于 L_4~S_3 的腰骶丛。它从臀肌区向下进入大腿的后室，在那里它支配着腘肌和大收肌，然后通过腘窝进入小腿支配着小腿和足部的肌肉。因此该神经感觉分布通常是大腿后部、小腿和足部。

坐骨神经痛主要是由于物理机制造成的症状，腰椎间盘通常随着年龄的增长和使用而脱水、挤压、突出导致神经根受压。症状程度取决于受累椎间盘的数量、突出的程度和方向（左、右或中央），其中中央型预后更差（典型的"双侧"坐骨神经痛是一个危险信号）。

在这个病例中，直腿抬高试验阳性证实了此诊断。对于此类患者需要仔细进行神经评估，包括会阴部检查评估以排除鞍区麻木、肛门括约肌和膀胱残余尿量评估以排除马尾综合征。

机械性腰背痛患者的健康管理采取的是阶梯式模式。应该从健康教育开始，使患者了解为什么会发生这种疼痛及潜在的原因，教会患者正确的蹲起体位和姿势。在这方面，正规的物理治疗是至关重要的。

在疼痛的药物治疗方面，目前的指导方针是遵循世界卫生组织三阶梯镇痛原则，考虑到胃黏膜保护和弱的阿片类作用，非甾体抗炎药在使用时要按照最低有效剂量给予。在急性情况下，如果有明显的痉挛疼痛，可以考虑使用几天低剂量地西泮。

对于神经性疼痛，如坐骨神经痛，阿米替林或加巴喷丁可能会起到一定作用，但需要仔细的监测和剂量滴定，并由患者主治医师或专门的疼痛诊所开具处方。

一些患者可能会询问其他治疗方法，比如腰围、腰背支撑架、TENS 机（经皮神经电刺激机，通过人的皮肤发送低水平的电流增加人体内啡肽的水平，帮助患者减少疼痛感）、"脊柱超声治疗仪"和"脊柱推拿术"。目前不推荐这些方法，因为证据表明它们的功效很差。针灸以前是推荐给一些患者的，但已经从目前的 NICE（英国国家临床医学研究所）指南中删除。

在影像学方面，不建议使用 X 线片诊断腰肌劳损或坐骨神经痛。因为椎间盘、小关节或椎管旁肌肉的问题在普通平片上显影并不理想，而且可导致不必要的辐射暴露。但是，当怀疑患者有骨折或溶解性/硬化性骨病变时，X 线片可能有一定的帮助。如果有长期疼痛或神经根病变时，影像学检查方式应选择 MRI。这个检查一般需要通过专门的脊柱科门诊或通过紧急门诊来预约安排。

发作在 6 周内的背痛大多数可以通过理疗和抗炎治疗得到解决，但其中 10% 的疼痛症状会持续很长时间，这些患者应该被转到当地的脊柱中心进行多方面评估。治疗方式选择取决于潜在原因和病变范围，包括正规的物理治疗、硬膜外注射和手术治疗。

患者工作所在地的职业健康部门应该参与进来，因他们可以支持患者日常管理，减少工作时间，评估患者的休息时间和限制重物搬运，以便于控制症状避免症状持续或反复发作。

🔑 要点

1. 腰肌劳损引起的腰背疼痛很常见。
2. 评估应包括详细和彻底的周围神经系统检查，以排除马尾综合征这一神经外科急症。
3. 应遵循循序渐进的规律，从教育、药物治疗和物理治疗方面进行治疗管理。
4. 那些有持续或长期症状的患者应转到专科诊所进行健康评估和治疗。

病例 45　肩关节脱位

病史

患者男性，21岁，在打篮球时完成一个"上篮"动作后，突然感觉到肩膀受伤并出现明显畸形，不能举起手臂。患者的朋友将他送到急诊科，当时患者弯着腰，右上肢受伤屈曲，左手托住右肘。篮球场体育中心的急救人员给他使用了宽臂吊带。

查体

右肩有明显的方肩畸形。评估正中神经、桡神经和尺神经功能（运动和感觉）、"肩章"区域感觉和桡动脉搏动无明显异常。

<table>
<tr><td>🔍 辅助检查</td></tr>
</table>

右肩正位和侧位 X 线片见图 45.1 和图 45.2。

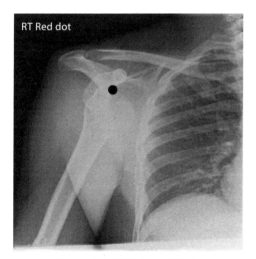

图 45.1　右肩 X 线正位片

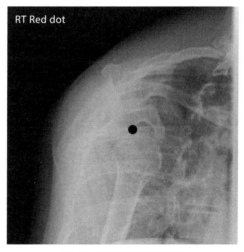

45.2　右肩 X 线侧位片

问题

1. 该患者的诊断是什么？
2. 有没有检查相关伤口？
3. 该情况如何处理？
4. 如果患者并发神经损伤、手部活动受限，该如何处理？

讨论

该患者有肩关节前脱位。当关节承力过大时，稳定的关节囊和周围组织撕裂，肩关节发生脱位。脱位有前、后、下脱位 3 种类型，最常见的是前脱位，通常需要 X 线片确认诊断，但在复发病例中这项检查并不是必需的。

前脱位很容易在 X 线片上得到证实，但后脱位有时会由于在正位（AP）影像上的细微迹象掩盖而容易被漏诊，比如肱骨头特征性"灯泡"外观。肩关节下脱位很少见，但癫痫和手臂被捆绑时容易造成此类情况发生。患者通常表现为手臂完全外展到 180°，肘部弯曲像"茶壶"样。

肩关节脱位时，应注意以下相关损伤。

1. 肱骨大结节骨折。因为大结节是肩袖肌肉附着的部位，所以一旦骨折，大的碎片可能阻碍其复位，并发很多问题。

2. Bankart 损伤。这是关节唇前下部的撕裂，有时 X 线片上可以看到骨折碎片。

3. Hill-sachs 损伤。当肩关节前脱位时，肱骨头撞击关节盂下缘，造成这两个结构或其中之一的压缩性骨折。肱骨头 X 线片可见"手斧"状缺损。

4. 神经系统损伤。腋神经被拉伸，发生肩章区感觉异常。这通常在复位后恢复，有时可能会出现相关臂丛神经损伤的症状，此时应立即转诊到骨科就诊。

单纯前脱位的处理通常是明确的。首先，提供及时的镇痛（口服或静脉镇痛），然后进行重点神经系统检查，并通过影像学加以确认诊断。之后，面对各种各样的复位技术，必须基于患者意愿、疼痛感知和临床医师的经验选择合适于患者的技术。大多数前脱位，特别是复发性脱位，仅用 Entonox（吸入型镇痛药）即可复位。具体做法：使患者坐直，肩膀轻微外展，肘部支撑并屈曲至 90°。轻轻地向外旋转肱骨和肩膀通常会复位。如果肩部没有完全外旋复位，将肘部内收于胸壁上方，并向内旋转手臂，使手腕置于对侧肩膀上，这就是所谓的 Kocher 复位法。所有复位方法的关键在于动作要非常缓慢轻柔，如果患者感到疼痛，需停下来等待。如果肱骨头楔入肩胛盂下方，可以轻轻向下牵引。

如果患者需要额外的镇痛或选择镇静，则必须将患者转移到抢救室，使用适当的监测，并由一名训练有素的医师执行镇痛镇静，同时由另一名临床医师执行复位。

还有一些其他的复位方法（如单纯牵引、肩胛骨手法复位），但没有哪一个方法被证明是最好的。通过充分的镇痛、镇静和经验丰富的复位医师的操作，一般都会成功复位。

在手术前后应进行神经血管的检查，并记录在案。复位后的肩部应使用领袖吊带或多头吊带固定，并进行 X 线检查，确定复位情况。患者应在骨折诊所进行康复治疗。提醒患者不要完全外展或外旋手臂，因为肩可能再次脱臼。

如果在急诊科出现复位前神经损伤、其他相关骨折或复位失败情况，应及时转诊到骨科就诊。

🔑 要点

1. 前脱位是最常见的肩关节脱位类型。

2. 复位前和复位后的评估应包括神经血管检查。

3. 复位的方法应考虑到疼痛、患者的意愿和临床医师的经验。

4. 复杂的骨折脱位和神经损伤应到骨科专科就诊。

病例 46 肱骨骨折

病史

患者女性，65 岁，乘公共汽车回家路上，司机突然刹车，导致患者向前跌倒，手臂受伤。到急诊就诊时，患者已用上宽臂吊带固定并主诉手臂剧烈疼痛，出现反常活动。

查体

与右侧相比，左臂肿胀明显，在肱骨干处可以感觉到骨擦音。远端神经血管功能包括正中神经、尺神经和桡神经（运动和感觉）和桡动脉搏动未见明显异常。

🔍 **辅助检查**

左肱骨的正侧位 X 线片见图 46.1 和图 46.2。

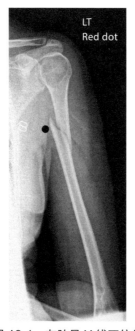

图 46.1 左肱骨 X 线正位片

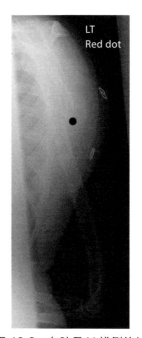

图 46.2 左肱骨 X 线侧位片

问题

1. 该患者初步处理有哪些？
2. 可能合并哪些潜在的并发症？
3. 该类型骨折如何固定？

讨论

该患者骨折类型属于肱骨近端螺旋骨折。这种损伤与旋转型损伤有关，如抓着栏杆被外力向前牵引时容易出现这类骨折。可出现明显的软组织损伤和内出血，因此应同时评估并记录在案。此外，桡神经缠绕在肱骨中部的螺旋沟中，多达18%的中段骨折可伤及此神经，因此病情评估时应记录肢体远端功能。

患者的初步处理应遵循ATLS指南，对患者进行简短的初步检查，以排除包括颈椎在内任何其他伤害，然后对手臂进行重点检查，包括近端和远端的关节。

肱骨干骨折往往疼痛剧烈，因此应该提供足够的镇痛。在影像学检查之前可能需要静脉注射阿片类镇痛药，这样可以提高拍摄X线片的质量。应该拍摄肱骨全长，包括肩关节和肘关节。目前肱骨骨折尚无公认的分类系统，与骨科医师沟通时最好采用描述性方法。这些骨折的治疗遵循标准的骨科原则，包括复位、固定和康复，大多数骨折采用非手术治疗。

一种沿肱骨长轴铸造的"U形"糖钳夹板可以用来稳定骨折。肱骨支具也可以作为一种替代方法，通常在单纯骨折的年轻患者中耐受性良好。另一种选择是"悬垂石膏固定"（形状类似长臂管型石膏），它是一种沿着前臂打的石膏，石膏的上缘要求高出骨折处，下至掌横纹处，肘关节屈曲90°，前臂于中立位，在前臂下段的石膏上做一攀圈，用颈腕吊带悬吊，手腕由衣领和袖口支撑。这种石膏的目的是提供牵引重量，保持上臂在其本身重力及石膏重量作用下贴胸自然下垂，以克服肱二头肌和肱三头肌的收缩。

无论选择何种固定方法，都应给予患者足够的镇痛，并由训练有素的临床医师进行程序性镇静。手术后应拍X线片检查复位情况。

在一些骨折类型和较年轻的患者中，可以考虑手术固定，如开放复位内固定、髓内针内固定。处理方式可能因各医学中心而不同，并及早获得上肢整形外科医师提出的建议。

老年患者出院前可能需要在急诊科观察一段时间。通常受伤侧是优势手臂，即使非手术治疗，发病率仍很高。理疗和职业治疗师的多学科评估是非常重要的。

🔑 **要点**

1. 肱骨骨折可能伴随其他损伤，必须根据ATLS原则评估患者。
2. 损伤评估应包括软组织间隔和远端神经血管状态，特别是贯穿螺旋沟的桡神经。
3. 关于手术与非手术治疗的早期建议，应寻求骨科专家的帮助。

病例 47　肘关节骨折

病史

患者男性，45 岁，在结冰的道路以每小时 16 km 的速度从摩托车上被甩下来。摩托车倒下时直接砸在肘关节上。患者跌倒时穿着全套骑行装备，跌倒后可坐起并走向人行道。救护人员到场后发现患者肘关节明显变形，并用夹板固定后被送至急诊科抢救室。

查体

根据 ATLS 指南对患者进行检查，而初步的检查结果无明显异常。左肘部明显变形肿胀，皮肤有少量擦伤，但无明显骨折凸起。远端正中、尺桡神经功能正常。然而，患者双手冰凉出现皮肤花斑，毛细血管充盈时间超过 2s。

🔍　辅助检查
肘关节的 X 线片显示肘关节髁上骨折。

问题

1. 这类骨折的初步处理是什么？
2. 可能会损伤到哪些组织？
3. 该类型骨折如何固定？

讨论

此患者是肱骨髁上骨折合并血管损伤。

髁上骨折在成人中相对少见，但常见于严重创伤或骨量减低的老年患者。肘关节骨折需要仔细进行神经血管评估，检查肩部和腕关节。

通过该部位的神经主要有三条。

1. 正中神经进入肘关节前侧和内侧至肱动脉，然后向下至前臂前侧（屈肌）分支。它还发出骨间前神经（AIN），沿着骨间膜走行。肘关节骨折最常见的神经损伤是正中神经或 AIN 支。

2. 桡神经走行在肱骨螺旋沟中，进入外上髁前的肘关节，支配前臂后部肌群（伸肌）。

3. 尺神经走行在肘关节后内侧，然后进入前臂，发出肌支至尺侧腕屈肌和指深屈肌尺侧半分支，支配手和拇指的内侧肌群。

评估并记录这三条神经的功能很重要。一个快速简便的评估方法：让患者完成"石头、剪刀、布、OK"的手部游戏动作。一只手的手势提供了对单侧神经功能的快速评估，比如"石头"代表正中神经，"布"代表桡神经和骨间后神经，"剪刀"代表尺神经和"OK"代表骨间掌侧神经。

肱动脉穿过肘窝，可能直接受到骨碎片的损伤，导致内膜损伤。此时，患者会出现手部皮温低及花斑，这表明血管已损伤。此时尝试触诊远端手腕脉搏，并立即请血管外科和骨科医师会诊。在急诊科，肘部轻微弯曲或伸展 15° 可导致手部再灌注。在这个位置上应该应用一个临时的肘部石膏。在应用石膏之前，也应评估前臂隔室以排除室间隔综合征。

患者需要转运到手术室进行切开复位、骨折内固定和血管修复。上肢只能承受约 90min 的缺血时间，之后就可能生不可逆的损伤，因此这是一种骨科和血管外科的急症。通常需要整形外科和血管外科医师的共同治疗。

🔑 要点

1. 成人髁上骨折与高动能损伤有关。
2. 仔细记录所有病例的神经血管状态，细致到单个神经和动脉。
3. 这些损伤大多数都是通过手术固定治疗的，需要转诊给骨科团队。

病例 48　Colles 骨折

病史

患者女性，55 岁，雨天步行到火车站，上台阶时滑倒，跌倒时手掌着地。火车站的一名工作人员用宽臂吊带给予固定，患者自行呼叫出租车去医院就诊。急诊分诊护士在患者到达时评估了疼痛评分，并为患者提供了对乙酰氨基酚和布洛芬片镇痛。

查体

患者右手腕有明显的"银叉状畸形"（"枪刺样"畸形），伴皮肤瘀血肿胀。皮肤软组织擦伤或刺伤不明显。评估正中神经、尺神经、桡神经和腕动脉搏动正常。手舟骨与肘关节检查正常。

🔍 **辅助检查**

右手腕的正侧位 X 线片见图 48.1 和图 48.2。

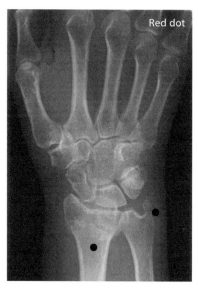 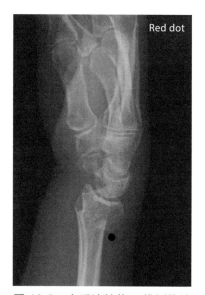

图 48.1　右手腕关节 X 线正位片　　　图 48.2　右手腕关节 X 线侧位片

问题

1. 该患者的诊断是什么？

2. 该情况应如何处理？

3. 用什么镇痛方法来帮助复位？

讨论

这位患者是闭合性桡骨远端和尺骨茎突骨折（Colles 骨折）。这种类型的骨折非常常见，典型的原因是跌倒时手掌着地。

在询问病史时，应该确定患者优势手、受伤前的功能状态、职业状态和爱好，因为这些可能影响到骨折处置。

骨折类型多种多样，因此针对这类损伤需要对临床表现和影像学表现进行仔细评估，然后再指导诊治。Frykman 分类系统被骨科专家用来对损伤进行分级（Ⅰ~Ⅷ型）。

这位患者 Colles 型骨折不重，可以在急诊行闭合复位，并用石膏背板固定。适当的镇痛对于恰当的复位和良好的患者体验至关重要，有以下几种选择。

1. 吸入镇痛，如 Entonox（一氧化二氮和氧气）或 Penthrox（甲氧基氟烷），足以应对微小移位的骨折复位操作。

2. 在某些科室使用 Biers 阻滞（静脉内区域性麻醉）。这是一种区域神经阻滞技术，通过在手臂上放置充气止血带，然后向患侧注射一定剂量的静脉局部麻醉药（普鲁卡因）。

3. 血肿阻断术，可能是英国治疗桡骨远端骨折最常用的区域麻醉技术。在严格的无菌条件下，进行皮肤消毒准备和无菌铺巾，将局部麻醉药（利多卡因或丁哌卡因）直接注射到骨折部位。通过首次抽吸"血肿"来定位骨折部位。必须观察局部麻醉的安全剂量，通常根据体重使用 1% 的利多卡因 10~15ml。麻醉阻滞持续约 20min，之后可以减量应用。必须准备好抢救设备以防止局部麻醉中毒，但经过适当的培训后和在本地医疗规范下执行，这种情况很少出现。

4. 也可以使用程序镇静，但需要训练有素的操作人员和适当的监控环境。

骨折复位是一个简单的过程。此过程需要 2 位助手，即一位帮助复位，另一位帮助打石膏。

1. 让患者坐起，肩关节外展 90°，肘屈曲 90°，掌心向下。请助手轻轻握住手臂并提供反牵引。老年患者的皮肤薄弱，需谨慎操作。

2. 抓住患者的手，慢慢地在桡骨长轴上施加牵引。这里的关键是缓慢施加力量超过 5~10min，以克服患者的肌肉收缩力量和嵌顿，解除骨折。

3. 在保持牵引的同时，将远端骨折处稍微背屈以松解骨膜，然后将远端骨折处向下拉以恢复正常的解剖位置。

4. 保持牵引力，让第二助手从掌骨头到肘关节以下约 6cm 处涂抹石膏板。手腕应该保持中立位或轻微的掌侧屈曲。随着石膏硬化，轻轻地按压骨折部位，以提供额外的支撑。

5. 记录复位后神经血管状态并进行 X 线片检查。

患者出院前应由理疗师和职业治疗师进行评估，并应在当地骨折诊所给予吊带支持，书面说明石膏应如何护理。

这些骨折确实有显著的移位，患者应该对此进行咨询。如果复位不充分，骨折可能需要在急诊科或手术室重新操作，应寻求骨科专家帮助。一些骨折，特别是多发骨折，本身不稳定，可能更适合手术固定方法，并做好随访。

🔑 要点

1. 收集病史资料包括损伤机制、优势手、受伤前功能状态、职业经历。
2. 坚持评估骨折处近端与远端关节，因为可能有相关的桡骨头骨折和腕骨损伤。
3. 应按照当地的诊疗规范，以严格规范的方式进行神经阻滞复位。
4. 复杂骨折类型、关节内骨折、复位不足、开放性骨折和伴随神经血管损伤时，应寻求骨科专家帮助。

病例 49 拳击手骨折

病史

患者男性，22岁，软件工程师，因右手肿胀疼痛到急诊科就诊，患者主诉昨晚卷入了一场酒吧斗殴，自卫打伤一人后回家。今天早上醒来时，发现右手疼痛。否认其他部位受伤。分诊护士已经将其手上的戒指摘掉。

查体

患者右手掌骨背侧明显肿胀。皮肤无缺损或咬痕。屈伸手指未见异常，没有剪刀式或旋转畸形。评估正中神经、桡神经和尺神经和脉搏搏动正常。腕关节（包括舟骨）和肘关节的筛查评估正常。

🔍 辅助检查

手的正位和斜位 X 线片见图 49.1 和图 49.2。

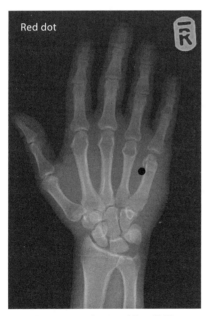 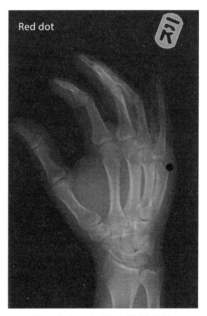

图 49.1 右手 X 线正位片　　图 49.2 右手 X 线斜位片

问题

1. 应该如何处理这种伤害？

2. 如何向患者提供关于回归工作和手功能恢复的建议？

3. 如果他被"咬"伤，应如何处置？

讨论

该患者有第 5 掌骨颈骨折即拳击手骨折。这是一种常见的骨折类型，经常见于年轻男性，握紧拳头快速击打物体时。

就像所有的手和手腕受伤一样，需要仔细评估患者情况。应全面收集病史，包括职业状况、手优势和爱好，并应扩展到社会心理方面，如愤怒问题或可能的家庭暴力。患者受伤时的记忆可能因药物或乙醇而模糊，或者受伤周围的环境可能被有意隐瞒。临床评估应包括依次检查每个手指，评估每个关节的骨、肌腱和神经。检查手指屈曲处是否有旋转畸形或断裂，如有，则需要手术固定。

如果掌骨底部有肿胀，应在正侧位 X 线片上寻找腕骨（CMC）关节的骨折脱位标志，这种类型骨折通常需要复位和手术固定，但往往因骨折太小而易漏诊。

第 5 掌骨颈骨折本质上是不稳定的，因为大多数是横向的在固定之前可以尝试。大多数手外科医师在颈部掌倾角小于等于 40° 时均选择非手术治疗。在局部麻醉下手法复位骨折。哪种固定形式最佳，并没有共识，可选择的方法包括简单的邻位绑扎、尺沟夹板或背板，腕关节背伸 30°、掌指关节屈曲 90°（爱丁堡位）。具体操作还是建议遵循当地骨科指南来执行。

高臂吊带（小手挂）是很重要的二次固定方式，因为相关软组织有大量的肿胀，建议患者转诊到骨折诊所。患者应被告知，他们的指关节轮廓可能有变化，但通过手部理疗可以恢复良好功能。手术适应证包括旋转或剪切畸形、骨折脱位、开放性骨折、严重成角和伤口感染。

如果患者同时伴有咬伤，这就是所谓的"斗殴咬伤"。临床上，从小擦伤到深伤口不等。应仔细检查 X 线片，看是否有牙齿碎片嵌在手上。来自口腔的菌群可能包括草绿色链球菌、金黄色葡萄球菌、埃肯菌属和梭形杆菌属。伤口需要彻底的清洗、清创，广谱抗生素（如阿莫西林）与破伤风免疫球蛋白或疫苗应一起使用。不要常规在急诊缝合高风险感染的伤口。患者还需要根据当地诊疗流程对血源性传染病（乙型肝炎病毒、艾滋病毒）进行风险分层、检测和免疫接种。

⚷ 要点

1. 仔细进行病史采集和临床评估对这类患者至关重要。
2. 第 5 掌骨颈骨折可采取非手术治疗。
3. 随访和手部理疗对康复至关重要。
4. 应评估局部感染和血流感染的风险分层。

病例 50 猫咬伤

病史

患者男性，21 岁，因 3d 前被自家猫咬伤于急诊科就诊。患者喂猫时不慎被咬伤手指。之后手指逐渐肿胀，现在有脓液从伤口流出。疼痛难忍，手无法张开。患者出生在英国，小时候接受过全面免疫接种。这只猫是在英国从一位著名的饲养员那里购买的。

查体

T：38.9 ℃；BP：123/65mmHg；HR：125bpm；RR：26bpm；SpO_2：99%（未吸氧）。急性病容，手掌和手指弥漫性肿胀，示指、中指和拇指有明显的针刺样伤口。触诊时，沿屈肌腱有疼痛，被动伸展手指会引起明显的疼痛。有一条"蛇形"线从手沿前臂延伸到肘部。

🔍 辅助检查

手的正位和侧斜 X 线片没有发现任何骨折或异物，但可见明显的软组织肿胀。

问题

1. 该患者可能的诊断是什么？

2. 这位患者的初步处理是什么？

3. 如果患者没有接种破伤风疫苗，你会怎么做？

讨论

该患者患有手指屈肌腱鞘炎。感染通常是由意外刺伤引起，如被有锋利的针状牙齿的猫咬伤等。受伤后 24~72h 急诊就诊者可以看到典型表现。

猫口腔菌群含有金黄色葡萄球菌、草绿色链球菌、化脓性链球菌等微生物，更重要的是含有巴斯德菌和亨氏巴尔通体。这些生物通过手指软组织和屈肌腱鞘迅速传播感染，导致脓液积聚和发生筋膜室综合征。

这位患者有 4 种典型的临床特征及 Kanavel 征。

1. 手指肿胀。

2. 手指处于屈曲状态。

3. 手指被动伸展时明显疼痛。

4. 沿屈肌腱线的压痛。

一旦确诊，患者应按照标准的脓毒症指南进行复苏包括血液培养、静脉输液和广谱抗生素使用（如阿莫西林或头孢曲松），由于大环内酯类广泛耐药，如果青霉素过敏，请咨询当地抗生素用药指南或征求微生物学家的建议。在急诊科，应用拭子对伤口进行显微镜检、培养和药敏试验。

应给予患者足够的镇痛（阿片类药物），并用 Bradford 吊带抬高患肢。然后，转诊给当地手外科医师在手术室进行肌腱鞘探查术和清创术。

如果感染严重，脓液可能破入掌中间隙。这种感染可以引起手背部大面积肿胀，通常导致被动伸指时的疼痛。同样，这种情况也需要立即手术引流。

进行彻底的全身检查，因为血源性扩散可能导致肺炎、脑脓肿和感染性心内膜炎等并发症发生。亦应查询患者破伤风免疫接种情况。如果患者已经按照标准计划接种了 5 针疫苗，那么患者就不需要注射免疫增强针。如果患者免疫状况不明或不完全，应在评估时接受人破伤风免疫球蛋白和破伤风疫苗的治疗。需要明确患者的免疫状态，并在适当情况下完成疫苗接种。

还应考虑其他传染性疾病可能，比如狂犬病。这位患者被一只英国猫咬伤，但有时在急诊可能会遇到一些来自国外的患者，应仔细询问旅行史，包括到访哪些国家、接触什么动物（物种、行为、疫苗接种状况）、患病病程时间和国外进行过哪些治疗，并向专家咨询。英国公共卫生网站可以获得狂犬病分布地图和风险分层工具，以及咨询病毒学方面的联系方式。

🔑 要点

1. 手感染是骨科急症，需要进行完整的局部和系统评估。

2. 在急诊科使用抗生素前，先取脓液拭子。

3. 受伤时确定破伤风免疫状况，如有部分或未免疫，则提供破伤风免疫球蛋白和疫苗治疗。

4. 如果在国外发生动物咬伤，有必要进行狂犬病风险分层。

病例 51　骨盆骨折

病史

患者男性，38 岁，因骑摩托车受伤呼叫救护车送至我院抢救室。他以每小时 20 英里的速度行驶，撞上了一辆停着的厢式货车后部。他穿着全身盔甲式的骑行装备，头部没有严重受伤。在现场，他可以摘下自己的头盔，但无法站立。医护人员将他转移到一个铲式担架上，固定了他的颈椎，应用了一个骨盆带固定了骨盆。

查体

T：35 ℃；BP：101/78mmHg；HR：101bpm；SpO$_2$：100%（吸氧 15L/min）。根据 ATLS 指南对患者进行评估。初步检查显示，患者血流动力学稳定，但左髋关节疼痛明显。双足背动脉搏动可触及。

🔍　**辅助检查**

在初次胸部 X 线片和床旁即时 FAST 流程筛查后，进行骨盆正位的 X 线检查（图 51.1）。

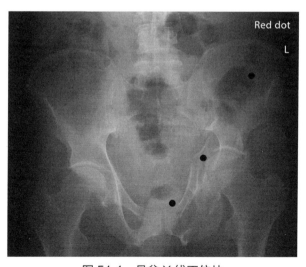

图 51.1　骨盆 X 线正位片

问题

1. 如何对骨盆骨折进行分类？

2. 如何处理骨盆损伤？

3. 在骨盆区域还有哪些潜在的损伤需要评估？

讨论

患者的左髂骨翼、髋臼和耻骨支骨折。骨盆骨折是根据损伤机制进行分类的。主要有 3 种类型。

1. 前后方向遭受暴力导致骨折（"开书样"骨盆骨折）。

2. 侧方遭受暴力导致骨折。

3. 垂直剪切暴力造成骨折。

如果上述机制结合，也可能出现复杂的骨折类型。

骨盆损伤可能与大出血有关。有两个身体特点可以解释这一点。首先，盆腔内部容积大致等同于一个倒锥体。开书样骨折增加了这个锥体的半径，将使它的容积大大增加。另一个原因是腹膜后的潜在空间。即使骨盆是完好无损的，腹膜后也能容纳整个循环的血容量。骨盆骨折的出血主要是静脉出血，但也可能是动脉出血。可以通过 CT 扫描或损伤部位来寻找线索。

该患者的治疗应遵循 ATLS 详述的阶梯式方法。根据血流动力学状态，出血引起的血容量丢失应用晶体液或血制品补充。可接受的低血压或平衡复苏来防止原已形成的血凝块发生移动。虽然这种做法得到了更多的推荐，但也应该遵循当地的指南。

通常，院前急救人员已经使用了盆腔固定带，在影像学检查排除了骨盆损伤的可能性后，才应将其去除。骨盆固定带可帮助减少盆腔容量，对于"开书"样损伤最为有用。

一旦排除了其他主要部位（胸部、腹部、长骨、开放性伤口）损伤后，如果患者持续低血压，必须怀疑来源于骨盆和腹膜后的持续失血。

稳定的患者可能适合在放射介入室行血管栓塞造影检查。不稳定的患者应转运至手术室由创伤外科医师进行盆腔填塞和外固定。由于这些患者通常都很年轻，而且病情可能突然恶化（比如在去介入室或 CT 室的路上），因此很难决定治疗方案，因此建议从一开始就由高年资医师提供支持。

骨盆骨折最终的治疗方法是外科手术。骨折可以暂时用外固定架固定（可以在手术室或急诊科中实施），以便于在确切的固定手术之前，治疗腹部和其他危及生命的损伤。

开书样骨折常合并膀胱和尿道损伤。如果在会阴、尿道口或骑跨式前列腺周围有血，则更应怀疑这一点。不要尝试给患者导尿。先征求泌尿科的意见，进行逆行尿道造影，评估尿道和膀胱情况。

> 🔑 **要点**
>
> 1. 骨盆骨折与重大创伤有关。根据 ATLS 指南评估所有的患者。
> 2. 损伤机制决定了骨折类型和处理方法。
> 3. 在没有其他出血来源的情况下，持续性低血压患者应怀疑盆腔或腹膜后出血的可能。
> 4. 仔细评估会阴部是否有潜在的膀胱或尿道损伤。

病例 52 跌倒后不能站立

病史

患者女性，90 岁，早上养老院的护理员发现患者躺在地上。目前尚不清楚她跌倒在地有多长时间。患者不能站立，主诉右髋部疼痛，而被送到急诊科。患者日常使用 Zimmer 式助行架帮助活动，每天晚上服用阿司匹林和他汀类药物。没有头部和颈部受伤的证据。既往有老年痴呆症。

查体

T：37.8℃；BP：130/60mmHg；HR：121bpm(律不齐)；RR：24bpm；SpO_2：98%（未吸氧）。体格检查显示这位妇女面容虚弱，没有头部或颈部受伤的迹象，心脏听诊有收缩期杂音，呼吸系统和腹部检查无明显异常。她的右腿短缩并有外旋，足背动脉和胫后动脉搏动可扪及。

🔍 **辅助检查**

右髋 X 线片见图 52.1 和图 52.2。

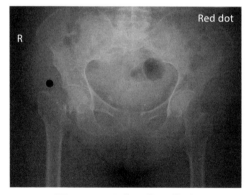

图 52.1 骨盆正位 X 线片

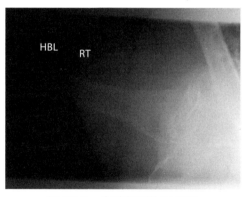

图 52.2 右髋部侧位 X 线片

问题

1.该患者的初步处理是什么？

2.该患者适合应用哪种镇痛药？

3.髋关节骨折的手术治疗有哪些选择？

讨论

这位女士右股骨颈骨折。对该患者的初步治疗应遵循标准的创伤指南。评估应该自上而下开始，同时应该评估有无伴发的头颈部损伤。站立时跌倒会导致隐匿性颈椎骨折。如果诊断时有任何疑问，则应固定患肢并进行影像学检查以排除损伤。CT是首选的影像学检查方式，因为在退行性疾病的背景下，X线片很难解读。

同时，这名妇女患有心房颤动伴快速心室率和低热。老年患者发热应考虑脓毒症的可能，而常见感染来源是胸部和泌尿道。在进行感染筛查并留取适当标本后，应给予经验性抗生素治疗。关于心房颤动，这可能是由脓毒症诱发，或提示可能伴有新发的急性冠脉综合征。在这种情况下，应进行连续的12导联心电图检查，并考虑进行肌钙蛋白检测。如果患者对液体治疗和抗生素没有反应，此时措施应该是控制心率。横纹肌溶解是另外一个需要考虑的疾病，因为这位患者被发现躺在地板上，时间有可能长达一夜。在急诊应该进行肌酸激酶和尿肌红蛋白的检测。

应尽早给予肠外阿片类药物（如吗啡），因为这将有助于将患者转移到医院病床上，脱掉衣服，以及进行充分的X线检查。一旦确诊骨折，在超声引导下，急诊可采用股神经阻滞或髂筋膜阻滞的形式进行局部阻断，这是目前被广泛接受的标准治疗方法。大多数医院都有专门针对老年髋部骨折患者的治疗路径。它提供了一套目标导向明确的标准流程，其具体目标包括及时的初始镇痛、X线片、血液检查清单、留置导尿、皮肤检查、减压床垫、术后血栓预防和康复。

这些患者需要由一位骨科老年病专家作为主导的多学科联合评估。他们可在合理用药、继发性骨保护治疗和指导康复方面提供专业知识。对于体质虚弱的患者而言，这个过程可能会延长。

手术固定取决于骨折的类型。

该分型与外科学（第八版）中的经典分型不一致，原文如此，仅供参考。股骨颈骨折主要分为囊内骨折和囊外骨折两类。囊内骨折包括股骨颈的所有骨折（头下型、经颈型、基底型），而囊外骨折位于转子线水平或以下（转子间、转子下）。

关节囊内动脉环（旋股内、外侧动囊内脉的分支在股骨颈基底部形成的动脉环）是股骨头的主要血液供应来源。它们在股骨颈骨折时会破裂，并威胁到股骨头的生存能力。囊内骨折通常采用半髋关节置换术治疗，特别是老年患者。在手术室切除受损的颈部，并在股骨近端置入钛假体。手术后立即动员患者活动，以便假体更好地嵌入。

股骨粗隆间骨折是最常见的一种囊外骨折。骨折在手术室牵引台上透视控制下复位，并用动力髋螺钉（DHS）固定。它包括一个固定在股骨近端的钢板和一个沿着股骨颈进入股骨头的滑动螺钉。手术后动员患者活动，这利于骨折端的受力和愈合。

在做手术决策时，需要考虑患者发病前的一般情况和应对麻醉应激的能力，以及个体骨折的类型。如果手术风险高，外科医师可能会选择切除骨折部位，让髋关节形成假关节。这被称为 Girdlestone-Taylor 手术（屈 - 伸肌腱转位术）。

🔑 要点

1. 对髋部骨折的老年患者的评估应遵循标准的创伤指南。
2. 作为术前评估的一部分，应积极寻找病因并给予治疗，如脓毒症、谵妄和急性冠脉综合征。
3. 早期镇痛及局部区域神经阻滞是治疗的金标准。
4. 手术固定方式取决于患者的年龄和骨折类型。

病例 53 前十字韧带完全断裂

病史

患者男性,26 岁,因滑雪时膝关节受伤 2d 急诊科就诊。患者自诉滑雪时跌倒,不记得落地姿势。受伤的时候,膝关节非常肿胀,无法负重。在度假村的体育诊所接受了 X 线检查。医师告之没有发现骨折,并为患者配备了拐杖。之后肿胀逐渐消退,但上下楼梯时膝关节感觉不稳定。

查体

左膝较右膝肿胀。关节活动范围接近正常（0°~110°）,可以毫无困难地做直腿抬高。副韧带和半月板检查为阴性,但前抽屉试验为阳性。避痛步态,而且患者看起来步态不稳。远端神经血管检查正常。

🔍 辅助检查

左膝关节正位和侧位 X 线片检查见图 53.1 和图 53.2。

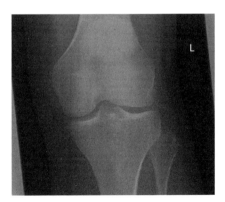 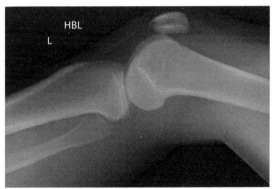

图 53.1 左膝关节正位 X 线片　　图 53.2 左膝关节侧位 X 线片

问题

1. 该患者的诊断是什么？ X 线片显示什么？
2. 与此相关的损伤有哪些?
3. 该患者如何治疗?

讨论

这名患者的前十字韧带（ACL）完全断裂，具有典型的 ACL 损伤病史。ACL 损伤常见于年轻人，且常与高强度运动如滑雪、足球或骑自行车有关。

病情有可能会延误，因为患者可能选择自我治疗，或在受伤初期时被当作膝关节"软组织损伤"来治疗。

此病例的 X 线片显示大量的血肿，最明显地表现在侧位片上，巨大的血肿扩散到髌上囊。这种情况应怀疑前交叉韧带撕裂或隐匿性骨折，患者应该转诊到骨科。可能伴有胫骨平台外侧骨折，称为"Segond 骨折"。平片上的征象可能不易察觉。

最终的治疗方案取决于年龄、受伤前的功能状态和损伤程度（扭伤、部分撕裂、完全撕裂）。轻微的扭伤和不完全的 ACL 撕裂可通过物理疗法进行非手术治疗，并逐步恢复正常活动。如本例所示，完全撕裂通常采用手术治疗，采用髌骨肌腱或腘绳肌腱移植来重建 ACL。手术的确切时间取决于受伤的程度，但通常需进行急诊手术。手术目的是恢复功能，防止关节面或半月板的继发性损伤。接下来需进行一段时间的康复和分级训练。孤立性损伤的预后和功能恢复通常较好，但应注意不要再次损伤移植物。

患者损伤早期时，检查可能会由于疼痛而受到限制。一旦初始损伤的疼痛在 7d 或更早之前消退，这些患者应接受骨科或运动医学诊所的随访，以重新评估。

🔑 要点

1. 仔细获取所有膝关节损伤的病史，包括损伤机制和肿胀的时间。
2. 应进行系统检查，并寻找相关的损伤。
3. X 线片可能正常，但要仔细检查是否有积液和骨折。
4. ACL 损伤的治疗取决于撕裂的程度和患者受伤前的功能状态。

病例 54　胫骨平台骨折

病史

患者女性，75 岁，因膝关节疼痛，到急症治疗中心（UTC）就诊。患者早些时候出去买东西，跌倒并跪在了地上。她跌倒时听到了断裂声，而且不能站起来。一名店员给急救人员打了电话，急救人员赶到，给患者戴上了充气式夹板，并送到了 UTC 治疗。

查体

与左膝相比，右膝肿胀变形。剧烈的疼痛限制了膝关节各个方向的活动范围，膝关节屈曲是患者最为舒适的体位。可扪及足背动脉和胫后动脉的搏动，远端神经未见损伤。

🔍 辅助检查

膝关节正位和侧位 X 线片显示大量血肿和胫骨平台骨折，内侧和外侧均有明显凹陷。

问题

1. 该患者的初步处理是什么？

2. 如何处理这些损伤？

3. 这类损伤的潜在并发症有哪些？

讨论

这位女士是胫骨平台骨折。对患者的评估应遵循标准的创伤指南，并应进行快速的初步检查以排除隐匿性损伤。应该仔细检查膝关节和近端关节（髋部）及远端关节（踝部）。如果担心有二次损伤的存在，应行 X 线检查以排除。

胫骨平台骨折随着年龄的增长呈双峰分布。在较年轻的患者中，通常是由于高强度运动（如滑雪、骑马、从高处坠落和交通意外）造成的。老年患者往往是由于更隐匿的机制所致。随着年龄的增长，骨密度降低，看似轻微的跌倒可能会造成严重的骨折。损伤的主要原因通常是由于外力作用下股骨髁"撞击"胫骨平台。

在临床评估这些患者时，要注意评估和记录以下内容。

1. 膝关节稳定性，在 10% 的病例中，可能伴有膝关节软组织结构（十字韧带和副韧带、半月板）的损伤。由于疼痛，评估可能会很困难。
2. 神经血管状况，严重移位的碎片可能会损伤腘动脉和腓总神经。
3. 骨筋膜室状况，尽管骨筋膜室综合征更常见于高动能类型的损伤，但所有的损伤都应该评估是否存在骨筋膜室综合征的可能。

轻微的胫骨平台骨折在急诊科经常漏诊，因疏忽而让患者回家，特别是在年轻的患者中。在评估膝关节 X 线片时，要仔细检查侧位是否有血肿。这通常提示隐匿性损伤，需要进一步检查（CT 或 MRI）来明确。

在影像学上，胫骨平台骨折采用 Schatzker 分型（Ⅰ ~ Ⅵ型），其分型依据是凹陷或移位的程度，以及受累侧的数量（外、内、双侧）。最常见的类型为 Ⅱ型（伴有塌陷的外侧平台骨折）。

急诊科的处理应该包括充分的镇痛，同时用一对超过膝关节的夹板石膏固定并抬高患肢，以及将患者转诊至骨科就诊。大多数患者需要 CT 扫描来帮助分析损伤和制订治疗方案，因为 X 线片往往会低估损伤程度。

无明显凹陷（<4mm）的孤立的外侧骨折可以考虑进行非手术治疗，尤其是有并发症的老年患者。手术固定的绝对适应证是开放性骨折、神经血管损伤和骨筋膜室综合征。固定有多种选择，包括内固定（钢板、螺钉、骨移植物）和外固定（Illizarov 环、混合装置），应寻求膝关节外科专家的建议。

在评估因轻微创伤而导致骨折的老年患者时，应考虑病理性骨折（如骨质疏松症、恶性肿瘤）的可能性。由骨科 - 老年病专家、职业治疗师和物理治疗师进行的多学科评估是很有价值的。为了使这些患者在最终的治疗后能成功且安全出院，可能还需要护理服务和社会评估。

> 🔑 **要点**
>
> 1. 胫骨平台骨折在 X 线片上不易发现，可能会漏诊。时刻注意寻找存在关节血肿的证据。
> 2. 一定要评估并记录任何相关软组织或神经血管损伤。
> 3. 将上述患者转诊到骨科就诊，进行进一步的影像学检查和明确的治疗。

病例 55　足踝韧带扭伤

病史

患者女性，19 岁，昨晚穿高跟鞋跳舞时跌倒。之后仍可以行走，自行回家。今天早上，患者发现足踝外侧有明显的肿胀，并且在负重时感到疼痛。患者在一家零售商店工作，该商店经理让她去检查一下。

查体

踝关节外侧有一小块肿胀。仔细触诊，双踝远端 6cm 处、足中部（包括第 5 跖骨基底部、舟骨、跟骨和前足掌的底部）均无压痛。韧带应力试验和神经血管检查都正常；膝关节的相关检验正常。

问题

1. 该患者的诊断是什么？

2. X 线检查的指征是什么？

3. 这位患者的出院医嘱是什么？

讨论

这位患者的诊断为足踝韧带扭伤。这种类型的扭伤在急诊科很常见，并且在需紧急处理或"未成年"人群中占相当大的比例。

对这类患者的评估分为两个阶段，首先是踝关节评估，然后是足部（后足、中足和前足）和膝关节的评估。注意将双腿暴露至膝关节处，并仔细检查。在外踝前足背处常有一小块软组织肿胀。这通常与距腓前韧带（ATFL）或跟腓韧带（CFL）的轻微撕裂或扭伤有关。这种损伤通常被称为足踝软组织损伤或"扭伤"。这种类型损伤中踝关节是稳定的，负重时的疼痛最小。患者通常对这种类型的损伤感到焦虑，并来急诊科寻求帮助。

评估应从踝关节开始，从后踝的骨性部分一直到足尖，一步步仔细触诊，每次评估一侧肢体。然后评估顺序是从跟骨、足掌中部和足掌前部依次进行，特别要注意舟骨和第5跖骨的基底部。触诊后，应检查外侧踝关节韧带和内侧三角韧带，以评估是否有变宽和完全撕裂的情况。最后筛查神经血管，评估膝关节、腓骨近端和步态。

踝关节内翻性损伤时，常漏诊第5跖骨基底部骨折。腓骨短肌腱在踝关节的外侧走行，并附着于第5跖骨基底部。此肌腱非常强壮，内翻损伤会导致基底部撕脱骨折。研究表明，只有约15%的踝部X线片显示骨折。这表明很大一部分患者接受了不必要的放射性检查。渥太华踝关节准则（OAR）是为了减少约30%的X线检测而制定的，主要用于成人。"准则"规定，如果满足以下任一条件，则需要进行踝关节X线检查。

1. 腓骨远端近踝尖后侧缘6cm范围内或外踝尖有压痛。

2. 胫骨远端近踝尖后侧缘6cm范围内或内踝尖有压痛。

3. 受伤后及就诊评估时不能独立行走。

准则还规定，如果患者足中疼痛且伴有下列情况之一，则需进行足部X线检查。

(1)第5跖骨底部压痛。

(2)足舟骨压痛。

(3)受伤后或就诊评估时不能独立行走。

实施评估操作人员之间可能存在差异，但如果应用得当，该临床决策工具的敏感度可达到96%~99%。

大多数扭伤适合非手术治疗，建议患者在受伤后的48~72h放松足踝，冷敷并抬高患肢。有些患者确实能从外固定中获益（如使用双重"tubigrip"绷带或专门的支具），但没有证据表明有显著的获益。拐杖，经过适当训练后使用，能够有助于急性期的负重。

通常伤后几天内就能恢复工作和正常功能，但严重的扭伤可能需要更长的时间。损伤后能够立即负重是一个良好预后的指标，提示损伤轻微，可以迅速恢复正常功能。应该鼓励自主踝关节活动，以防止踝关节僵硬，并有助于修复受损的踝关节本体感受功能。扭伤反复发作或更严重的损伤应进行正规的物理治疗。对于怀疑韧带完全撕裂和踝关节不稳的患者，建议转至骨科，并进行 MRI 检查。

⚷ 要点

1. 对踝关节损伤的患者应仔细询问病史，并进行系统的踝关节和足部检查。

2. 渥太华临床决策准则可以帮助决定哪些患者需要影像学检查。

3. 通过休息、冷敷和抬高患肢，大多数患者都会康复。

4. 有踝关节不稳定或韧带完全撕裂的患者应交给骨科医师行进一步评估。

病例 56　内外踝骨折脱位

病史

患者男性，30 岁，在公园遛犬时，无意中踩进一个洞里，跌倒了。跌倒时听到"啪"的一声，足部完全无法承重。救护人员脱下了他的靴子，并装上了一个足踝夹板外固定，第一时间将其送到急诊科。交班医师说患者踝部有严重畸形。

查体

踝关节明显畸形，患者疼痛明显。在踝关节内侧有一块三角形的皮肤被牵拉，表面苍白无血色。可以触摸到足背和胫后动脉的搏动，足趾感觉正常。

🔍 辅助检查

立即对踝关节进行床旁 X 线检查，见图 56.1 和图 56.2。

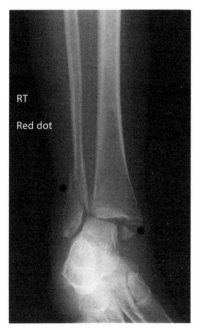 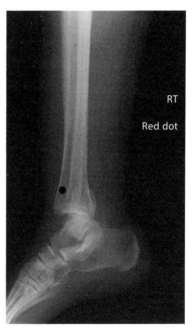

图 56.1　右踝关节 X 线正位片　　图 56.2　右踝关节 X 线侧位片

问题

1. 该患者的诊断是什么？

2. 针对这位患者的情况，现在应如何处置？

讨论

这名患者存在内外踝骨折脱位情况，并伴有严重的皮肤缺血。这属于骨科急症，需要迅速采取措施。如果足踝保持这个姿势，皮肤可能会撕裂，闭合性损伤将转变为开放性损伤。关键是在适当的镇痛 / 镇静基础上进行踝关节复位。

快速评估患者的足和踝关节的脱位方向（几乎总是侧向移位）、神经血管状况和皮肤状况，并将患者转移到有监护功能的诊室中给予镇静治疗。如果患者出现足部缺血、开放性或污染伤口，应立即咨询骨科团队。这个团队至少需要 3 名医师，包括 1 名麻醉师、1 名手术医师和 1 名石膏技师或护士。大多数医师会选择在没有 X 线片的情况下复位踝关节，当然如果可以快速进行床旁 X 线片检查，则最好用这个方法指导复位。无论如何，都应避免治疗时机的延误。

镇静药物包括吸入剂（如 Penthrox 甲氧氟烷）或静脉药物（如咪达唑仑、氯胺酮或异丙酚），可与芬太尼等镇痛药联合使用。药物的使用取决于医师的培训和权限，以及患者的选择。镇痛和镇静应由经过培训的医师，在征得患者同意后，在监护环境下给予。抓住足部向内侧推，同时将足背屈曲到解剖学姿势，可以复位踝关节。复位后检查脉搏和皮肤状况。皮肤上的任何擦伤或破裂伤都要仔细记录。

足部和踝关节应保持解剖姿势，并在膝下放置一个背板。在石膏变硬的过程中，注意不要让踝关节再次脱位，轻柔地向内侧施压是有帮助的。把患肢抬高放在堆叠柔软的毯子上。无骨折的孤立性脱位可能需要很大的力量来复位踝关节，充分的镇痛和镇静是必要的。

复位后行 X 线片检查并评估损伤程度，包括有几处踝部损伤（外侧、内侧、后方）及是否有距骨移位。治疗的目标应该是完全复位踝关节，因为错位会导致明显的软组织肿胀。此时可能需要重新操作，直到距骨在关节内完全复位。

孤立的内踝骨折或胫腓联合增宽时，行全小腿 X 线检查以排除腓骨近端螺旋骨折。这被称为 "Maisonneuve" 损伤。

踝关节骨折脱位最终需要手术处理，患者应转诊给骨科团队。手术的时机取决于软组织肿胀的程度。早期出现并迅速消退的肿胀，可立即切开复位和内固定。肿胀严重的患者必须等到周围组织肿胀恢复。检查患者是否有其他损伤，如果预期住院制动时间会较长，应对患者进行静脉血栓栓塞预防的风险分层。

🔑 要点

1. 仔细评估踝关节骨折脱位复位前后的神经血管损害和皮肤状况。
2. 如果有严重的皮肤缺血，可能需要在未行 X 线检查的情况下迅速处置，减少损伤。
3. 经过培训的医师应该在监护环境下给予镇静。
4. 开放性损伤和无活性的缺血性皮肤的处理需要听取骨科和整形外科医师的指导意见。

六、普通外科和泌尿科急症

病例 57　急性上腹痛

病史

患者男性，43岁，体重超重，主因上腹痛8h来急诊就诊，腹痛呈进行性加重并向背部放射。患者呕吐了两次。否认有肠道或尿路症状。既往类似症状，一般都是在2h内缓解，这是首次持续这么长时间。患者基础病包括糖尿病和高血压。每天吸烟30支，每周饮酒40单位。

查体

T：38.7℃；HR：108bpm；BP：154/78mmHg；RR：22bpm；SpO_2：96%（未吸氧）。患者全腹软，但右上腹有肌卫，吸气相深度触诊反应明显。没有脏器肿大或膨隆。血液检测正在进行中。

问题

1. 该患者的诊断是什么？
2. 需要进行哪些辅助检查？
3. 如何治疗？

讨论

这位患者诊断为急性胆囊炎。既往可能有胆结石的病史，目前发热，查体 Murphy 征呈阳性。

大多数胆结石患者无症状。然而，胆结石的并发症包括胆绞痛（胆结石刺激或暂时阻塞胆道）和急性胆囊炎（有时由于胆囊管阻塞而引起的胆囊感染）。胆结石也会嵌顿在胆总管中（胆总管结石病），引起黄疸和梗阻性胆管炎，梗阻性胆管炎是指胆管系统的感染。梗阻性胆管炎的典型表现为 Charcot 三联征 [发热、右上腹（RUQ）疼痛和黄疸]，这种疾病可能会危及生命。

大多数胆结石含有胆固醇，但也有一些含有色素。危险因素包括妊娠、老年、肥胖、溶血性血液病（如镰状细胞病、遗传性椭圆形细胞增多症）和西班牙裔、北欧裔某些种族。

胆绞痛的典型表现为右上腹或上腹部疼痛阵发性加重，并放射到背部，在进食油腻食物后或夜间发作伴恶心不适。不同于腹膜炎患者那样一动不动地躺着，呈被动屈曲位，患者会因不适而四处走动。疼痛往往是自限性的，急性胆囊炎的疼痛与之类似，但持续时间更长（＞6h），且通常伴有发热。

Murphy 征是急性胆囊炎的敏感体征。将手放在右上腹肋缘下方的位置，让患者深吸气，如果胆囊发炎，患者会主诉疼痛并停止呼吸运动。

上腹痛或右上腹痛患者需要进行血常规、肾功能、电解质、肝功能（LFT）和血清钙等检查，以及检查淀粉酶 / 脂肪酶水平以排除胰腺炎可能。对育龄期妇女来说，妊娠检查和尿检至关重要。胆绞痛的血液检查通常是正常的，但在急性胆囊炎时，可能有白细胞增多和肝功能异常。

黄疸不会发生在胆绞痛中，也不是急性胆囊炎的常见特征。若存在黄疸，则应该怀疑是否有胆总管结石或 Mirizzi 综合征，即结石嵌顿在哈特曼囊或胆囊管中造成胆管受到外部压迫。

胆绞痛或胆囊炎的首选辅助检查是超声，快速且无辐射（可用于儿童和孕妇），并且灵敏度超过 90%。超声还可以评估其他引起腹痛的病因，包括胰腺、肝、主动脉和肾。胆囊炎的常见特征是胆囊壁增厚、胆囊扩张和胆囊外周积液。仅在诊断不明确的情况下推荐腹部 CT 扫描。CT 扫描不能识别与胆汁等密度的胆结石，因此可能提供假阴性结果。

胆绞痛需要以充分镇痛和镇吐等支持性治疗为主，但不需要抗生素。应建议患者调整饮食（避免高脂肪食物和饱餐）。考虑进行腹腔镜下胆囊切除术时，患者应该转诊到普外科或肝胆外科就诊。

急性胆囊炎需要住院抗生素治疗时，应在入院 24~72h 决定是否进行急诊胆囊切除术。这可以缩短住院时间，但可能会导致发生更多的手术并发症。手术并发症包括胆囊穿孔导致的腹膜炎或脓肿。一旦炎症消退，大多数患者将接受择期腹腔镜下胆囊切除术。

✓ 要点

1. 急性胆囊炎表现为右上腹疼痛（＞6h）、发热和 Murphy 征阳性。
2. 腹部和盆腔的超声检查是胆石症的首选检查。
3. 急性胆囊炎的治疗包括抗生素、液体支持和改变饮食结构。

病例 58　腹痛并呕吐

病史

患者女性，75 岁，腹部剧烈绞痛且阵发性加重 6h，伴发作性呕吐 8 次，呕吐物为胆汁样。否认有任何泌尿道或肠道症状。既往有高血压、骨质疏松症和高胆固醇血症病史。患者不吸烟也不饮酒。

查体

T：36.7℃；HR：108bpm；BP：154/78mmHg；RR：22bpm；SpO_2：97%（未吸氧）。脐周压痛并且腹部膨隆。肠鸣音亢进，但没有器官增大或假性腹膜炎症状。有一延伸到大腿内侧的肿块，不可复位，有压痛，可见肠型。肿块表面的皮肤正常。未进行血液或影像学检查。

问题

1. 这位患者的诊断什么？
2. 应该做哪些辅助检查？
3. 这位患者如何治疗？

讨论

这位患者诊断为嵌顿性股疝、小肠梗阻（SBO）。

SBO 的定义是肠内容物通过受阻。可以是完全梗阻或不完全梗阻。SBO 的典型症状和体征是剧烈的中腹部痉挛 / 抓挠样痛（绞痛）、恶心和呕吐，以及肠鸣音亢进。梗阻部位越低，疼痛发作的间隔时间越长。随后的症状是便秘和腹胀。麻痹性肠梗阻的症状包括肠鸣音减弱（与真正梗阻时的肠鸣音异常活跃相反）、腹胀、恶心和呕吐。麻痹性肠梗阻相关的腹痛症状是轻微的，不会发生痉挛，这也是与其他肠梗阻不同的地方。

造成 SBO 的原因有很多。它们可以是肠外因素（如肿物、疝的粘连）、肠壁因素（如肿瘤、克罗恩病、憩室炎）或肠内因素（如异物、狭窄、肠套叠）。在世界范围内，SBO 最常见的原因是疝嵌顿，而在西方最常见的原因是既往腹部手术后的粘连。

检查应包括术后瘢痕及所有疝孔的检查。典型的嵌顿疝不能被回纳，张力增大，其上有正常的皮肤覆盖。绞窄性疝由于血液供应不足，其上覆皮肤有压痛和红肿，且无法复位。这是一种高死亡率的外科急症。患者表现为典型的感染性休克表现，同时伴发热、乳酸酸中毒、白细胞增多和组织坏死引起的心动过速。其他可能表现为急性肾损伤、血细胞比容升高或尿液浓缩等脱水迹象。

由于腹部 X 线片的灵敏度约为 50%，腹部和盆腔的增强 CT 扫描成为急诊科更普遍且首选的成像手段。检查可以显示扩张＞2.5cm 的肠襻，然后在梗阻点远端是正常或塌陷的肠腔。CT 成像有助于确定梗阻的根本原因，以及排除腹痛的其他病因。也可以发现 SBO 的并发症，如肠穿孔或缺血。这些信息也可以帮助外科医师在术前做好手术计划。需要注意的是，CT 扫描无法看到术后粘连带，因此需要从临床病史和体格检查中寻找其原因。

治疗包括鼻胃管引流，以减少扩张和误吸的风险。应通过静脉输液纠正脱水和电解质紊乱，并定期监测出入量。也可以进行镇痛和镇吐治疗。如果是粘连导致的 SBO，可以在 24h 内尝试"胃肠减压"非手术治疗。手术适应证为腹痛加重、脓毒症或假性腹膜炎。

由于该患者的疝气是不可复位的伴有压痛，必须立即进行手术治疗，并从一开始就需要普通外科医师介入。特别注意的一点是，如果怀疑穿孔的可能，应在急诊科及早给予广谱抗生素治疗，并对患者进行适当的液体复苏。

🔑 **要点**

1. 小肠梗阻通常是由术后粘连或不可回纳（嵌顿）疝引起的。

2. 临床表现为绞窄（痉挛）样腹痛、呕吐伴腹胀，随后出现便秘。

3. CT 增强扫描比腹部 X 线片更敏感。同时也可以排除腹痛的其他原因，并有助于确定梗阻的原因和解剖部位。

4. 所有患者的治疗应考虑到静脉补液和纠正电解质紊乱、鼻胃管引流、镇痛和镇吐。如果病因是疝或因肠粘连而非手术治疗失败，或有 SBO 并发症出现，则需要进行手术治疗。

病例 59　气胸

病史

患者男性，37 岁，饮酒后肢体运动不协调而侧身跌倒。摔伤了肋骨，伤后出现呼吸急促。患者吸烟、酗酒，否认有其他病史或手术史。

查体

T：36.4 ℃；HR：103bpm；BP：124/68mmHg；RR：28bpm；SpO_2：92%（未吸氧）。患者右侧胸壁扩张度和呼吸音均减弱。右侧下方 6 根肋骨有明显的瘀血和压痛。其余检查没有阳性发现。

🔍 辅助检查

在抢救室进行了床旁 X 线胸片检查（图 59.1）

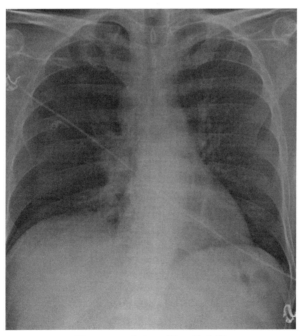

图 59.1　床旁 X 线正位胸片

问题

1. 该患者的诊断是什么？

2. 需要什么辅助检查？

3. 这位患者将如何治疗？

讨论

这位患者诊断为创伤性右侧气胸。气胸是胸膜腔内的气体聚集，有 4 种类型的气胸需要注意：原发性自发性气胸（PSP）、继发性自发性气胸（SSP）、创伤性气胸和张力性气胸。

这位患者就是创伤性气胸，可能是由尖锐的骨刺损伤胸膜造成的；如果血管受损，可能并发血胸。如果一根肋骨有两处断裂，患者出现呼吸困难，检查是否为连枷胸，即在吸气时，骨折线之间的肋骨段向内拉，呼气时向外推。连枷胸需要胸外科介入来决定是需要手术治疗。

处理创伤性气胸应遵循高级创伤生命支持（ATLS）原则，包括进行全面的首次和二次检查，以评估其他相关损伤，如左侧外伤导致的脾挫裂伤。应该为患者置入大口径套管针，完善包括凝血、血型在内的全套血液检查、X 线胸片和床旁超声（eFAST）。

大多数创伤性气胸都需要置入大口径（28~32F）肋间引流管。此类引流管通常放置在腋前线第 4 或第 5 肋间隙，下方连接水封瓶。根据英国胸科协会（BTS）指南，所有需要胸腔引流的创伤性气胸患者都应该考虑预防性使用抗生素，置管手术之后应做胸部 X 线片检查引流管位置。

如果患者术后仍有呼吸窘迫，检查引流管位置（是否足够深）并密封，同时进行完整的胸部查体并复查胸部 X 线片。因为引流管一旦脱落，可能导致患者出现张力性气胸等危险情况发生。

张力性气胸是一种危及生命的紧急情况，此时胸膜内压可以超过肺内压，会出现肺完全塌陷，并压迫纵隔腔和下腔静脉，不利于静脉回流和心排血量。患者临床表现为大汗、烦躁不安、呼吸困难。临床查体显示患侧无呼吸音，而气管向对侧移位。张力性气胸需要立即进行减压，在锁骨中线第 2 肋间进行穿刺，使用 14G 静脉导管置管引流。如果在原位有胸腔引流，可以考虑拆除缝线和引流管，并将戴无菌手套的手指插入穿刺口重新打开引流通道。当患者稳定后，重新置入胸腔引流管，并行 X 线检查位置。如果漏气大于引流速度，患者可能演变成为张力性气胸，此时可能需要更大号的引流管或置入多个引流管。在这种情况下，要尽早向上级医师求助。

特别注意，肋骨骨折在前几周会非常疼痛。局部的肋间神经阻滞麻醉是一种缓解急性疼痛的有效方法，当然也可以考虑做胸椎硬膜外注射麻醉。定期进行胸部理疗和适当活动有助于预防继发性胸腔感染，但要注意保护引流管不要移位或脱落。还需要为该患者提供其乙醇滥用问题的咨询，并给予康复治疗，同时给予尼古丁、维生素 B_1 和氯氮䓬（利眠宁）等药物替代治疗，预防患者在住院期间出现震颤性谵妄。

> ### 🔑 要点
>
> 1. 气胸是胸膜腔内的气体聚集。
>
> 2. 根据 ATLS 指南评估所有创伤性气胸患者。
>
> 3. 仔细检查有无相关性损伤。
>
> 4. 大多数外伤性气胸或血气胸可通过置入宽口径肋间引流管来治疗。

病例 60　剧烈的上腹痛

病史

患者男性，62 岁，因剧烈上腹痛前往急诊科就诊。患者将疼痛描述为"痛苦的"，严重级别为 10/10。腹痛在一顿丰盛的晚餐及大量饮酒之后突然出现。既往胃食管反流病史近 10 年，服用奥美拉唑 40mg，每天 1 次。他还定期服用布洛芬治疗膝关节骨性关节炎。每天吸 15 支烟，每周饮酒 30 单位。

查体

T：38.5 ℃；HR：115bpm；BP：103/62mmHg；RR：28bpm；SpO$_2$：94%（未吸氧）。患者呈被动屈曲位，蜷缩在床上一动不动。腹部膨隆，腹肌紧张，上腹拒按，肠鸣音消失，叩诊呈鼓音。

问题

1. 该患者的诊断是什么？
2. 在急诊科可以进行哪些辅助检查？
3. 在急诊科将如何治疗这位患者？

讨论

这位患者诊断为消化道溃疡穿孔。此病例的鉴别诊断包括急性胰腺炎（乙醇或因年龄引起的胆结石）、十二指肠溃疡穿孔、憩室/阑尾穿孔、肠系膜缺血、下壁心肌梗死和腹主动脉瘤破裂（AAA）。

突然发作的疼痛通常意味着一个器官的破裂或阻塞，而更隐匿的发作往往是源于感染或炎症。这不能作为绝对的标志，应该进行完整的病史采集和检查。

在这个病例中，患者有剧烈上腹痛急性发作、肠鸣音消失和感染性休克症状（心动过速、低血压）。由于存在腹膜炎，患者还出现了僵直的板状腹（不自觉肌紧张）。患者通常以被动屈曲位的姿势完全静止躺在床上，因为活动会引起极度疼痛。通常需要大剂量的阿片类镇痛药来减轻疼痛，这是一个基本征象。

病史通常不是一个可靠的鉴别依据，但胃溃疡和十二指肠溃疡典型症状的区别是，进食会导致胃溃疡疼痛加重或消化不良，而十二指肠溃疡的疼痛则会减轻。危险因素包括胃食管反流性疾病、幽门螺杆菌感染、吸烟或酗酒、长期使用类固醇或非甾体抗炎药（NSAID）。

消化道溃疡穿孔后，白细胞计数和血清淀粉酶都有升高的趋势，后者是由于从腹膜吸收炎性物质和消化酶入血所致。急诊科可以进行直立位胸部 X 线片快速检查，它可以显示膈下的游离气体，尽管约 1/4 的穿孔患者在影像学上没有气腹表现。腹部增强 CT 扫描是一种更为敏感、相对快速的方法。有助于确定穿孔的诊断及穿孔的潜在原因。还可以通过描述穿孔的程度来指导手术治疗，如上消化道穿孔通常气体多于液体，而下消化道穿孔则液体多于气体。

治疗应包括早期目标导向的脓毒症治疗、禁食、胃肠减压、导尿并监测每小时尿量，以及阿片类药物镇痛。特别是还需要根据当地医院的规定尽早使用广谱抗生素。第三代头孢菌素和甲硝唑可较好的覆盖需氧菌和厌氧菌。术前使用抗生素还可以减少术后伤口感染的机会。

外科团队应及早介入，重症监护小组也应根据患者的情况进行干预。如果患者对容量复苏没有反应，那么应该在急救科放置动脉导管并开始使用血管升压药。患者需要在麻醉和手术前充分复苏并改善状态。

⚷ 要点

1. 消化道溃疡穿孔是一种外科急症，表现为上腹部疼痛、肠鸣音减弱或消失，以及脓毒症休克的症状。
2. 应遵循早期目标导向治疗脓毒症，包括早期使用广谱抗生素和液体复苏。
3. 及时进行手术干预是关键。

病例 61　左髂窝疼痛伴发热

病史

患者男性，57 岁，12h 前出现左侧髂窝疼痛进行性加重，伴有发热。患者长期便秘病史，近 1 周便秘较前明显加重，否认任何泌尿道感染症状或体重减轻。既往有哮喘、高胆固醇血症病史。

查体

T：38.3 ℃；BP：115/65mmHg；HR：104bpm；RR：26bpm；SpO_2：96%（未吸氧）。腹部查体提示左侧髂窝压痛和拒按，直肠指检疼痛但未及明显肿块。

问题

1. 初步诊断是什么疾病？

2. 该患者还需完善哪些辅助检查？

3. 该患者如何治疗？

讨论

肠憩室疾病是一种在结肠（最常见的乙状结肠）中出现小憩室的疾病。憩室炎是肠憩室疾病中最常见的疾病，多是由于粪石阻塞导致憩室细菌感染，并可能进一步形成肠周脓肿，如病情进展可能出现脓肿破溃从而导致腹膜炎等严重后果。常见的病原菌为需氧菌（大肠埃希菌、肠杆菌、克雷伯菌和变形杆菌等）和厌氧菌（拟杆菌和梭状芽孢杆菌）等混合的肠道菌群。

憩室多是由于肠道黏膜及黏膜下层薄弱并向外突出形成的疝囊，好发部位多位于肠壁薄弱点及肠壁营养血管进入的地方。发病率随着年龄增长而增加，60岁以上者发病率占50%，但是只有20%的人有症状，其中低纤维饮食及慢性便秘患者常见。

乙状结肠憩室炎患者常表现为左下腹持续疼痛、排便习惯改变（多为便秘，但有时会出现腹泻）和发热。患者可能有恶心和厌食。

典型的腹部体征为左髂窝压痛和肌紧张拒按，因此又被称为"左侧阑尾炎"。直肠检查使患者感到不适，但可以帮助排除直肠或低位结肠肿瘤性病变。

血液检验结果可能提示白细胞增多和炎性标志物升高，但一小部分患者白细胞及炎性指标可能处于正常范围。肾功能检查对于发现因肠功能改变导致急性肾损伤或电解质紊乱非常重要。尿液分析可能出现显微镜下的血尿，这是由于对输尿管的炎性刺激。其中育龄妇女必须进行妊娠试验。在应用抗生素之前首先进行血培养，这样可以对当前的治疗方案给予指导。

对于急性起病患者，腹部及盆腔CT是诊断憩室炎及肠周脓肿、穿孔或梗阻等并发症的最佳选择。平卧位腹部X线片可明确有无肠梗阻，但对于诊断憩室炎准确度较差。如果考虑有肠外穿孔可能，应完善立位胸部X线检查判断有无气腹。

轻度单纯性急性憩室炎可在门诊治疗，口服抗菌药物需覆盖肠道菌群（如阿莫西林-克拉维酸或环丙沙星和甲硝唑）。治疗2~3d临床症状可明显改善，并且治疗期间应建议患者清淡饮食。如果治疗期间患者症状没有缓解，甚至出现病情进展、恶化，则建议患者尽早返回急诊科复诊。重症患者、老年人或炎症标志物明显升高患者应入院并给予静脉应用抗菌药物等治疗。

考虑憩室穿孔的患者应该在急诊科按照脓毒症的治疗方案（抗炎、补液、血管活性药物等）进行抢救治疗，尽快给予剖腹探查、腹腔冲洗和结肠造口等外科手术干预。结肠造口术创口通常在患者病情平稳后3~6个月恢复。憩室穿孔的死亡率较高，早期危重症专家的介入是关键。

> 🔑 **要点**
>
> 1. 憩室炎是肠道憩室由于粪石阻塞而导致的细菌感染性疾病，可表现为左髂窝疼痛、发热和排便习惯改变。
> 2. 治疗原则应遵循早期应用广谱抗菌药物覆盖肠道菌群，针对脓毒症进行目标导向治疗。
> 3. 如果怀疑有脓肿、穿孔或梗阻等并发症，应尽早进行 CT 扫描。
> 4. 针对重症患者应尽早进行外科干预治疗。

病例 62　急性下肢疼痛

病史

患者男性，84岁，3h前出现突发右腿剧烈疼痛伴有感觉障碍。既往有心房颤动（房颤）、2型糖尿病和高血压病史，目前应用阿司匹林、二甲双胍和降压药物。无手术史，有长期吸烟饮酒史，饮酒每周40单位。

查体

T：36.2℃；BP：168/87mmHg；HR：108bpm；RR：26bpm；SpO_2：90%（未吸氧）。向心性肥胖，体重指数＞35。右下肢苍白，发冷，膝关节以下感觉障碍，未触及动脉脉搏。不能主动弯曲或伸展膝关节或足踝。踝关节被动屈曲有疼痛感。左下肢未及阳性体征。桡动脉搏动不规则，心音正常。腹部查体未及阳性体征。

问题

1. 该患者初步诊断是什么疾病？

2. 该患者如何治疗？

3. 需要关注哪些问题？

讨论

急性缺血是指动脉闭塞事件。最常见于房颤患者心源性栓子脱落，也可能是由动脉粥样硬化病变斑块破裂导致原位血栓形成所引起。其他病因还包括血管损伤、动脉瘤。

急性动脉闭塞的 6 个特征性症状是疼痛、无脉搏、麻痹、感觉异常、皮肤苍白和肢体厥冷。疼痛经常是急性发作，患者能诉说疼痛的具体时间和疼痛部位。肌肉压痛可能是缺血或筋膜室综合征的表现。

临床评估应该主动寻找病因。例如，不规则的脉搏和心电图可以证实房颤存在，腹部搏动性扩张性肿块提示主动脉瘤可能，对侧肢体有脉搏可能提示血栓栓塞。便携式多普勒是一种快速有效的床旁检查技术，可显示脉搏减少或消失，以及踝臂压力指数（ABPI）降低。其他可选择的影像学检查方式有二维超声或（CT）血管造影，有助于确定血管闭塞的部位及远端血管是否通畅和有无侧支形成。

该病在急诊科确诊后，应立即建立静脉通路，抽血进行血常规（红细胞增多、血小板）、尿素和电解质（急性肾损伤）、肌酸激酶（横纹肌溶解）、凝血（凝血病、基线）及筛查静脉血气（乳酸、血糖）。给予静脉注射阿片类药物镇痛，并补液治疗。尽早开始静脉注射肝素并联系血管疾病的专家。可选择的治疗包括病变血管成形术、血栓切除术、导管动脉溶栓和旁路移植术。治疗方案的选择同时取决于患者的年龄、身体基础状态、病变的位置和长度，并且最好由经验丰富的血管外科医师指导。如果肢体不能挽救（长时间的缺血、严重并发症及感染），可能需要进行截肢。病情危重和老年患者，可能无法耐受手术或介入治疗，预后差，因此仅给予缓解症状的姑息治疗。

术后患者需戒烟、控制饮酒、减肥、加强运动、控制血压血糖及高胆固醇血症。

🔑 要点

1. 急性动脉闭塞的 6 个特征性症状是疼痛、无脉搏、麻痹、感觉异常、苍白和肢体厥冷。
2. 房颤患者常见血栓栓塞引起的急性缺血症状。
3. 尽可能在急诊科应用静脉抗凝药物（肝素）并联系血管外科医师。
4. 可选择的治疗包括血管成形术、血栓切除术、导管溶栓、旁路手术和截肢术。

病例63　右下腹痛伴恶心

病史

患者男性，19岁，持续右下腹痛。患者24h前出现右下腹疼痛，伴有发热、食欲缺乏、恶心。12h前出现多次腹泻，为稀水样便。既往体健，无类似病史。

查体

T: 37.9℃；BP: 93/54mmHg；HR: 105bpm；RR: 28bpm；SpO_2: 98%（未吸氧）。腹软，右侧髂窝压痛，未及腹部肿块及器官增大。阴囊及睾丸查体未见异常。

🔍 辅助检查

血常规提示 WBC18.1×10^9/L，CRP49mg/L；尿常规提示少量血尿。

问题

1. 该患者的初步诊断是什么疾病？

2. 需要完善哪些检查？此患者需要腹部CT扫描吗？

3. 此患者如何治疗？

讨论

这是一名急性阑尾炎患者。病因是阑尾腔粪石阻塞不能排出导致腔内感染，进一步进展可能会导致阑尾坏死和穿孔。最常见的病因是淋巴增生或阑尾结石，阑尾类癌等肿瘤诱发的可能性较小。阑尾炎的终身患病风险为 5%~10%，在西方国家，阑尾炎是急诊腹部手术最常见的疾病。

典型阑尾炎症状呈以下表现，但并不是所有病例全都具有这些症状。

1. 脐周间歇性绞痛，多为牵扯痛。

2. 伴有恶心、呕吐——阑尾炎多为先腹痛，再恶心、呕吐，这与急性胃肠炎相反。

3. 厌食。

4. 伴有低热。

5. 持续剧烈的转移性右下腹髂窝区疼痛（通常在脐周疼痛发作后 24~48h）。右下腹髂窝区局部疼痛是由于局部的腹膜炎性刺激。

最可靠的检查征象是麦氏点（Mcburney 点）压痛，麦氏点是脐与右髂前上棘连线的中、外 1/3 交界处。腹膜刺激表现为肌紧张和反跳痛。

以下特殊试验的准确性相对较低：结肠充气试验阳性是指左髂窝受压导致右髂窝腹膜刺激和疼痛；盲肠后阑尾（在 60%~70% 的阑尾炎患者中可见）可能产生腰大肌试验阳性（抗阻力屈曲髋关节疼痛，是由于炎症刺激腹膜后髂腰肌）；如果阑尾位于骨盆（约 20%），则闭孔内肌试验可能是阳性的（腿内旋转，髋关节和膝关节屈曲时疼痛）。

引起右侧髂窝疼痛的原因很多，病史和检查可以提示可能的病因。鉴别诊断包括肠系膜淋巴结炎、结肠憩室、溃疡穿孔、尿路感染或肾盂肾炎、肾绞痛、胰腺炎、炎性肠病发作、肠胃炎和肿瘤。对于女性，还应考虑其他妇科疾病，如卵巢扭转、输卵管卵巢脓肿、妊娠（或异位妊娠）和盆腔炎。

辅助检查应包括血常规、肾功能、电解质和 CRP 等血液检测。一般来说，如果发病时间较长，就会出现白细胞增多和 CRP 升高。如果患者发热或有脓毒症的迹象，还应留取血培养。血乳酸升高，可完善血气分析检查，如果合并脓毒症可能提示组织灌注不足。

尿液分析有助于排除肾疾病，如尿路感染、肾盂肾炎或肾绞痛。然而，血尿和脓尿也可见于阑尾炎引起的输尿管炎症。尿液妊娠试验或血清 β-HCG 测试对所有妇女排除是否妊娠是必不可少的。同时阑尾炎是孕妇最常见的外科急症，在腹部右侧（通常是右上腹部）有不典型的疼痛表现。

超声检查是一种快速的无创、无辐射的检查方式，同时有助于评估妇科情况，尽管超声下并不总能发现阑尾病变。但其灵敏度、特异度和准确度均在 80%~90%，这取决于患者身体情况及阑尾位置。由于超声无辐射，它对儿童和可能妊娠的女性是适用的。

如果对腹部和骨盆 CT 扫描结果有疑问的话，应该和放射科医师讨论，年轻患者尤其应该注意此类情况。CT 扫描的敏感度、特异性和准确度均在 90% 以上。在阑尾炎中，CT 扫描会显示阑尾阻塞及周围积液，阑尾直径扩大＞6mm，可能还有阑尾粪石。腹部 X 线片检查的诊断率不高，不应作为常规检查。如果怀疑有肺部病变和内脏穿孔，X 线片可以作为排除手段。

阑尾炎确诊后的主要治疗方法是阑尾切除术，可以是开腹手术，也可以是微创腹腔镜手术。阑尾脓肿时可以延长抗生素治疗时间，然后择期行阑尾切除术。对于脓毒症或腹膜炎患者，应尽早进行目标导向治疗。这包括在适当的情况下进行吸氧，在到达急诊科后 3h 内使用广谱抗生素，以及对低血压或脱水患者进行静脉液体复苏治疗。

症状管理应包括给予静脉镇痛（如阿片类药物）、止吐药物和补液。及早实施手术是治疗阑尾炎的主要手段。早期手术可以防止阑尾穿孔及其并发症发生。据估计，25% 的阑尾炎会在症状出现后 24h 内穿孔，75% 在 48h 内穿孔。

如果诊断不明确，可进一步进行腹部影像学检查或复查。如果仍然存在诊断的不确定性，可能有必要进行诊断性腹腔镜 / 阑尾切除术，这对育龄妇女很有用。

阑尾切除术后去急诊科就诊最常见的原因是伤口感染，因此，术后患者可能会接受疗程为 7d 的抗生素治疗，尤其是合并阑尾穿孔时。

非特异性腹痛的患者，如果病史和检查不提示阑尾炎，没有炎症标志物升高，尿液分析和妊娠试验阴性，则可以出院。但需告知患者如果出现腹痛加重，伴有恶心、厌食、发热或转移性右下腹髂窝疼痛，应及时返回医院。

如有疑问，也可以请示上级医师或对患者进行临床诊断性治疗，入院观察并定期复查。

门诊手术越来越普遍，这使得患者可以在第 2 天复诊，并进行血液检验复查，监测是否有炎症标志物升高，并根据血液检查提示进行进一步的影像学检查。

🔑 要点

1. 急性阑尾炎表现为脐周痛，转移至右侧髂窝伴有恶心或呕吐、厌食、低热和麦氏点的压痛。
2. 应排除妊娠和尿路感染，尤其是在女性病例中。
3. 阑尾炎确诊后需行阑尾切除术治疗。

病例 64　右上腹痛伴恶心

病史

患者女性，55 岁，持续右上腹疼痛伴加重 2d，伴有背部放射痛。疼痛症状持续不缓解，对乙酰氨基酚或布洛芬等镇痛药物无效。并伴有恶心、多次呕吐。既往 2 型糖尿病病史（采取饮食控制），高血压病史。否认吸烟及大量饮酒史。

查体

T：37.2℃；BP：100/60mmHg；HR：110bpm；RR：24bpm；SpO_2：95%（未吸氧）。急病面容，心肺检查正常，上腹部压痛，右上腹为著。未及反跳痛、肌紧张及腹部包块。

问题

1. 需要与哪些疾病进行鉴别诊断，初步诊断是什么疾病？
2. 在急诊科需完善哪些辅助检查进一步明确诊断？
3. 该患者如何治疗？

讨论

上腹部痛的鉴别诊断包括上消化道相关脏器疾病，即食管、胃、十二指肠和胰腺。胃炎、消化性溃疡病、胆道疾病（如胆结石、胆囊炎、胆管炎）、胰腺炎和肠系膜缺血是此类病例需要考虑的鉴别重点，但也应警惕其他疾病，如右下肺肺炎和下壁心肌梗死也可以有类似上腹痛的症状。在本病例中，有右上腹痛的病史及疼痛向后背部放射等提示胆囊结石继发的急性胰腺炎可能性大，同时伴有恶心和呕吐（90% 以上的患者可见）也支持此诊断。

当高度怀疑急性胰腺炎时，这时需要注意 3 个问题，这对于完善下一步相关检查很重要。

1. 如何确诊此病？

2. 此病例最可能的病因？

3. 这种疾病有多严重？

确诊胰腺炎至少需要以下两项：首先是典型的急性上腹部疼痛并放射到背部；其次是胰腺相关酶学指标升高和典型的影像学表现（通常是 CT）。胰腺炎的常见病因有机械性梗阻（胆石症、壶腹梗阻）、中毒（乙醇、蝎毒）、药物（类固醇、噻嗪类）、感染（流行性腮腺炎、柯萨奇病毒、巨细胞病毒）、代谢（高脂血症、高钙血症）和 ERCP 术后。因此，应进行的初步检查包括肾功能和电解质、血常规、肝酶、淀粉酶及脂肪酶（后者敏感度较高，但并非所有医院检验科可查）。还应完善腹部超声检查以明确胆结石。在急诊科由经验丰富的医师进行即时超声检查，有助于排除那些腹痛并辐射到背部的其他疾病，比如腹主动脉瘤。如果诊断上有不确定性或怀疑有胰腺坏死或大的假性囊肿等并发症的存在，可以考虑进一步进行 CT 扫描。

根据是否存在器官功能障碍（如肾或呼吸衰竭）和（或）局部和全身并发症（如假性囊肿、坏死），胰腺炎可分为轻度、中度或重度。还有各种评分系统，可以预测疾病的严重程度，并帮助选择哪些患者需要更高级别的治疗和监测（如ICU）。其中一个评分系统是 Ranson 评分，它基于 5 个入院参数（年龄、白细胞、血糖、LDH 和 AST）和 48h 后附加的 6 个参数（HCT、尿素、血钙、PaO_2、碱剩余和体液丢失量）进行评估，分数越高死亡率越高。

急性胰腺炎初期的基础治疗有三个方面：补液、疼痛控制和营养。所有患者都需要积极静脉补液（但应考虑是否有心脏病史），在最初的 1~2d 通常需要数千毫升液体；可以根据临床和实验室参数（心率、血压、尿量、肾功能测试）调整补液速度。必要时可以使用强效阿片类药物控制疼痛，因为这类患者的主要症状就是腹痛，而不受控制的疼痛会加重全身炎症反应。最后，大多数胰腺炎患者在初期就需要肠道休息，以防止胰腺酶的刺激而加剧炎症反应；在疼痛可以耐受和临床状况改善的情况下，逐步恢复饮食。但严重病例及存在并发症患者仍需鼻空肠置管进行营养支持。

🔑 要点

1. 上腹部疼痛通常由上消化道相关脏器疾病，即食管、胃、十二指肠和胰腺等引起。
2. 胰腺炎的诊断至少需要以下两项：典型的急性上腹部疼痛并放射到背部，胰腺相关酶学指标升高和典型的影像学（通常是 CT）表现。
3. 静脉补液、疼痛控制和肠道休息是胰腺炎早期治疗的关键。

病例 65 腰部至腹股沟疼痛

病史

患者男性，68岁，1h 前出现左侧腰部到腹股沟区剧烈疼痛。既往无类似疼痛病史，否认尿频、尿急、尿痛等泌尿道症状，以及恶心、呕吐、腹泻等肠道症状。既往有高血压、糖尿病和慢性阻塞性肺疾病病史。长期吸烟饮酒史，每天吸 20 支烟，每周饮酒 30~40 单位。

查体

T: 35.9℃；BP: 89/48mmHg；HR: 115bpm；RR: 24bpm；SpO_2: 94%（未吸氧）。腹胀，弥散性压痛，上腹部可及搏动性肿块。

问题

1. 该患者的诊断是什么？
2. 需要完善哪些必要的检查？
3. 什么是允许性低血压？
4. 这位患者如何治疗？

讨论

这名患者可能患有腹主动脉瘤（AAA），其定义是腹主动脉扩张达到其正常直径的 50% 以上。典型临床表现为腹痛、搏动性腹部肿块和低血压三联征。所以 65 岁以上腹痛患者都应排除腹主动脉瘤。在没有明确的影像学检查排除腹主动脉瘤破裂的情况下，不要被假象迷惑而将老年患者诊断为肾绞痛。

腹主动脉的正常直径是 2cm，因此，动脉瘤直径应该＞3cm。最常见的病因是动脉粥样硬化导致血管中膜退化。男性比女性更常见于此病。最大的危险因素是吸烟，其他因素包括高血压、慢性阻塞性肺疾病、家族史和老龄化（＞60 岁）。根据拉普拉斯定律，随着直径的增大，破裂的风险也随之增加，拉普拉斯定律描述了血管壁的张力随着血管直径的增加而增加（壁面张力 = 压力 × 直径）。

查体提示典型的搏动性扩张的肿块。主动脉在脐平面分叉，所以确保触诊在脐上方，但在剑突之下。目前在大多数急诊科常规使用床旁超声检查是否存在主动脉瘤。然而床旁超声作用有限，因此它不能可靠地排除主动脉破裂。它也受限于肥胖或腹腔肠管气体较多的患者，这些都可能使主动脉在超声下看不清。诊断的金标准是主动脉的增强 CT 扫描，其灵敏度几乎为 100%，且同时有助于排除其他引起腹痛的原因。增强 CT 扫描可以显示腹主动脉瘤即将破裂、渗漏或完全破裂。

完善检查不能延误急诊抢救。将患者置于抢救室，并建立至少 2 组 14G 套管的静脉通路。并完善血常规、肾功能和凝血等检验，并至少交叉配血 6 个单位。

如果患者 SBP（收缩压）＜90mmHg 或 HR＞110bpm，就要考虑给予患者输血治疗。这要求输血科紧急发放红细胞、新鲜冷冻血浆、冷沉淀和血小板。如果有时间，给予患者放置导尿管、动脉导管和中心静脉导管。

静脉液体复苏患者，应考虑使用浓缩红细胞作为一线药物。小心不要把血压升高得太高，因为这可能会导致或加重动脉瘤破裂、渗漏。允许性低血压的概念避免了积极的液体复苏，因为血压升高会导致更多出血。目标应该是在维持重要器官灌注的同时，使 SBP 保持最低。SBP 通常在 90mmHg 左右。同时应用静脉注射吗啡来控制疼痛，也可以减少血管室壁张力和心脏收缩。

AAA 破裂如果没有手术修复，患者死亡率为 100%。所以这样的患者需要立即转诊给血管外科医师并通过开腹手术或血管内动脉瘤修复术（EVAR）进行治疗。EVAR 包括股动脉插管和支架置入术。

急诊科发现的偶发或无症状腹主动脉瘤患者也应转诊给血管外科。手术修复指征包括男性 AAA 直径＞5.5cm 或女性 AAA 直径＞5cm 或快速发展超过 1cm/ 年。无症状 AAA 若测量直径为 2~5.5cm 需要定期超声检查和血管外科门诊复诊。

> ⚿ **要点**
>
> 1. AAA 破裂是外科急症，如果不立即手术修复，死亡率为 100%。典型表现为腹痛、腹部搏动性肿块和低血压三联征。
> 2. 所有 65 岁以上，出现腹部、腰部或腹股沟疼痛的患者都应积极排查腹主动脉瘤的可能性，尤其是当该病例有吸烟、高血压、慢性阻塞性肺病或周围血管疾病等危险因素。
> 3. 即时床旁超声检查是一种快速、无创的检查方法，可用于不稳定和稳定的患者。
> 4. 治疗内容包括血管外科医师的紧急处理，后者将决定开腹手术或 EVAR。

病例 66　右侧腹股沟痛伴血尿

病史

患者男性，30 岁，因右侧剧烈腹痛 6h 来急诊就诊。疼痛部位为右外侧腹部，阵发性发作，每次持续 30~40min，偶尔伴有右侧腹股沟疼痛。患者否认有排尿困难或明显血尿。患者既往有克罗恩病病史，并接受过广泛的小肠切除术。

查体

T：36.7℃；BP：155/80mmHg；HR：80bpm；RR：20bpm；SpO_2：96%（未吸氧）。消瘦、痛苦面容、被动体位，脱水状，心肺查体正常。右肋触诊腹部触痛，右肋膈角叩诊阳性。

🔍　辅助检查
尿隐血阳性，尿白细胞阴性。

问题

1. 该患者可能的诊断是什么？这位患者有哪些危险因素？

2. 在急诊科应完善哪些检查？

3. 将如何治疗患者？患者是否需要入院，是否需要专科医师会诊？

讨论

阵发性单侧腹部剧烈疼痛，并向腹股沟放射，是典型的输尿管绞痛，此症状与肾结石从肾盂进入输尿管有关。疼痛是很常见的，其他症状包括血尿，恶心，呕吐，泌尿系统症状（尿频，排尿困难）和睾丸或阴茎疼痛。结石卡在输尿管中引起了疼痛，肋区腹部疼痛被认为是由上尿路梗阻引起，而腹股沟或盆腔疼痛则是由于下段输尿管或膀胱输尿管连接处（VUJ）梗阻引起。

肾结石的危险因素包括个人和家族结石病史（高达 30% 的肾结石患者在 5 年内复发）、尿路感染、水化不足、持续酸性尿（如慢性腹泻和痛风）及肠道对草酸吸收增加。对于这位患者来说，考虑肠道草酸吸收增加的可能性最大，因为患者既往有小肠切除史，患者伴发短肠综合征的风险增加，导致草酸从肠道重吸收。

在急诊科，对于怀疑有输尿管绞痛的患者，处理的关键是明确和评估并发症。可以通过低剂量泌尿系统 X 线片（肾、输尿管和膀胱）或泌尿系超声来明确诊断；虽然泌尿系统 X 线片有辐射暴露风险，但它的灵敏度比超声高得多，通常是首选的检查方法。孕妇应使用超声检查，这是一种很好的鉴别肾积水的方法，但可能漏掉小结石。肾结石的并发症包括尿路梗阻和感染，因此应完善肾功能和尿液分析检查。

在急诊科处理肾结石的两个主要措施是最大程度的镇痛和促进结石排出。非甾体抗炎药（如双氯芬酸钠、萘普生）通常首选用于镇痛，因为它们可以降低输尿管平滑肌张力，从而促进结石排出。结石的大小和位置是决定结石是否可自发排出的关键因素，大多数 ≤5mm 的结石可自行排出。相反，大多数 ≥10mm 和（或）输尿管近端的结石不太可能自行排出。有证据表明，α 受体拮抗药（如坦索罗辛）或钙通道阻滞药（如硝苯地平）可用于较小结石的排石治疗。

任何肾结石患者如果并发尿脓毒症、急性肾损伤或顽固性疼痛，应转诊至泌尿科接受治疗并考虑进行其他干预措施（如抗生素、补液、输尿管支架、取石、碎石术）。但是，如果疼痛完全缓解，结石 ≤5mm，患者可出院，并在门诊随访。对于结石 >5mm 的患者，泌尿外科团队通常会进行充分的讨论，并根据结石位置进行冲击波碎石术或支架置入术。应建议患者，如果疼痛持续或病情加重（发热、呕吐、尿路梗阻），应及时返回急诊科重新评估和治疗。

🔑 要点

1. 肾绞痛的特征是单侧腹部绞痛，并向前方或向下辐射至腹股沟。
2. 泌尿系统 X 线片在发现肾结石方面比超声更为敏感，但有辐射暴露的缺点。
3. 大多数 ≤5mm 的肾结石可自行排出，而大多数 >10mm 的肾结石则不会。

病例 67　睾丸疼痛

病史

患者男性，14 岁，3h 前踢足球后突发右侧睾丸疼痛伴有阴囊肿胀和呕吐，被送进急诊科。既往体健，否认其他疾病，无手术史。

查体

T：37.4℃；BP：121/58mmHg；HR：103bpm；RR：24bpm；SpO_2 98%（未吸氧）。右侧睾丸剧烈疼痛和明显的阴囊水肿，睾丸升高横卧位伴提睾反射减弱；左侧睾丸正常。

问题

1. 该患者的诊断是什么？

2. 这位患者如何治疗？

3. 对这位患者需要关注哪些问题？

讨论

此患者诊断是急性右侧睾丸扭转。睾丸扭转是指精索扭曲导致静脉流出受阻，随后出现动脉闭塞、睾丸缺血和坏死。这是一种泌尿外科急症，需要在疼痛发生6h内进行紧急评估和手术探查，以获得最佳抢救成功率（＞90%）。超过24h，抢救成功率不足10%，可能导致感染、不育和外观畸形。

典型的病史是轻微外伤或运动后的急性睾丸疼痛。通常有恶心、呕吐、异常睾丸位置（高位、横卧位）和无提睾反射等症状，但并非所有患者都有。缓慢发作的睾丸疼痛往往是由于感染引起的。正常的提睾反射是通过轻划大腿内侧，导致睾丸被睾提肌向上牵拉。

睾丸扭转常见于青少年，但成年男性（＞40岁）则与睾丸恶性肿瘤相关，应排除这种可能性。一种病因是"钟摆"睾丸，约1/5的男性会存在这种情况。这是一种先天性的变异，当精索在鞘膜内旋转时，由于睾丸与鞘膜高度附着，可导致青少年鞘膜内扭转。新生儿也可能出现睾丸扭转，这不是因为"钟摆"睾丸，而是因为睾丸引带没有固定鞘膜与精索的连接。

如果高度怀疑睾丸扭转，不能因实验室检查或多普勒超声而延误手术探查，因为延误治疗会导致严重后果。然而，如果临床上怀疑其他原因引起急性睾丸疼痛，如附睾睾丸炎，则应进行尿液分析、尿液培养和血常规检查。需要注意的是，睾丸扭转的患者可能会在尿液分析中显示脓尿或血常规出现白细胞增多。如果怀疑扭转的可能性很低，则不需要立即手术探查，可以完善多普勒超声检查，进一步评估睾丸的血流情况。这项措施应该由泌尿科医师来决定。

当患者被带到手术室时，两侧阴囊均需探查，用手术方法加以固定（睾丸固定术）以防止复发。

🔑 要点

1. 快速发作的单侧阴囊疼痛伴阴囊肿胀、睾丸高位和横卧睾丸与睾丸扭转有关。
2. 睾丸扭转是一种泌尿外科急症，需要紧急手术探查，即在疼痛开始6h内进行手术探查，可以得到最佳的抢救成功率。
3. 如果怀疑睾丸扭转，不能因实验室或超声检查延误手术探查。

七、耳鼻喉科、眼科、颌面外科急症

病例 68　儿童反复鼻出血

病史

患儿男性，6 岁，因右侧鼻出血到儿科急诊科就诊。患儿 4 周内共发生 5 次右鼻孔出血，出血通常持续 10~15min，出血自发停止或通过压迫止血。此次出血已经持续了 45min，其母亲非常焦虑。患儿鼻部没有外伤史，同时患儿无服用任何药物或有其他病史。无易损伤的病史，也没有出血性疾病的家族史。

查体

予以抽吸血肿和应用复方苯卡因喷雾剂后，在右前鼻中隔可见明显的血管曲张。口腔内无积血。患儿的心肺查体未见异常。尚未进行血液检查。

问题

1. 儿童反复鼻出血的原因是什么？
2. 怎么处理鼻出血？
3. 有哪些危险信号提示恶性病变？

讨论

鼻出血在儿童中很常见，10 岁以下儿童约有 50% 发病。最常见的出血来自前隔膜，也就是黎氏区（Little 区）。它由筛窦前动脉、蝶腭动脉、腭大动脉和唇上动脉的隔支 4 条动脉组成。后鼻腔出血占鼻出血的 5%~10%，多发生在位于后中鼻甲上方的鼻咽静脉丛（Woodruff 静脉丛）。

儿童复发性鼻出血可能是由于慢性炎症和金黄色葡萄球菌定植于鼻前庭和黏膜而形成的结痂。这会刺激鼻，导致挖鼻引起黏膜创伤，从而使病情恶化。反复的上呼吸道感染也会导致反复鼻出血。反复出血的其他原因包括外伤（挖鼻或鼻内异物）和出血性疾病，如血管性血友病或遗传性出血性毛细血管扩张等不常见病因。罕见的反复鼻出血可能有青少年鼻咽血管纤维瘤（JNA）。因此，所有复发性单侧鼻出血的患者都应该接受鼻内镜检查，以排除 JNA 这样的恶性病因。

引起单侧鼻出血的病史，包括外伤、出血发生频率和时间长短、造成瘀伤的难易程度、药物使用（尤其是抗凝药）和凝血功能障碍的家族史。鼻出血的检查包括使用耳镜进行前鼻镜检查，耳镜提供照明和放大。检查口腔后部，可能会有血凝块或后鼻出血的新鲜血液。对于年幼或不听话的儿童，应寻求患儿家属和（或）有经验的护士的帮助。

危险的症状包括单侧鼻部症状，如鼻出血、分泌物增多、阻塞、面部疼痛、嗅觉缺失或耳痛。单侧肿块如息肉可能是由肿瘤（良性或恶性）引起的，需要进一步的检查和耳鼻喉科急诊行鼻内镜和（或）CT 扫描鼻窦检查。

首次鼻出血的患者不需要常规的血常规或凝血筛查等血液检测，因为这些检测通常不能提供任何有用的诊断信息。对于复发性鼻出血或易瘀伤史 / 有出血家族史的患者，这些血液检查是有帮助的，应包括凝血筛查和血管性血友病筛查（导致 5%~10% 的儿童出现复发性鼻出血）。

鼻出血可导致鼻腔水平和下呼吸道因血凝块形成而阻塞。因此，治疗应包括评估和恢复患者的气道、呼吸和循环。如果有外伤，治疗应遵循高级创伤生命支持（ATLS）指南。

鼻出血通常是轻微的，可以通过非手术治疗来解决，包括对前鼻中隔（鼻子的柔软部分）施加压力、身体前倾并在前额或后颈部敷冰袋。在就医前，应鼓励患者这样做 20min。在急诊科等待就诊的患者也可以这样做。

如果简单的措施不能使出血停止，临床医师应采用窥镜和良好的头灯检查，这样可以腾出另一只手来进行抽吸积血、内镜检查和烧灼止血。应将浸有复方苯卡因溶液的棉签插入鼻内 5~10min。这样可以提供镇痛和血管收缩作用从而减少出血。一旦棉签被移除，用硝酸银棒烧灼是非常有效的，因为约 50% 复发性鼻出血的儿童在黎氏区有静脉凸出。避免双侧烧灼术，因为这会增加鼻中隔穿孔的风险。如果出血停止，出院后患者可使用 2 周疗程的新霉素 / 氯己定（Naseptin）抗菌软膏，该软膏可减少细菌定植。为避免出血部位进一步创伤，建议患者用棉签轻轻涂抹软膏，或将软膏放在勺子背面，吸进鼻内，然后轻轻按摩外鼻。用手指涂药膏会造成进一步的创伤。注意，对花生过敏的患者禁用此软膏。

作为化学鼻腔烧灼术的补充或替代，还可在出血部位使用可吸收的止血药，如速达或舒吉赛尔。对于遗传性出血性血管扩张症（HHT）等出血性疾病或化疗引起的慢性间歇性鼻出血患者，这些药物也有效。如果上述治疗手段不能有效对前鼻出血进行止血，可以使用止血海绵或 Rapid Rhino 填塞物填塞出血位置。当放置填塞物时，注意将它沿着鼻子底部指向耳屏，就像插入鼻咽通气导管一样。把软绳或球囊固定在一边，这样嘴就不会被堵住了。如果是后路出血，可能需要用 Brighton 球囊或 foley 导管 /BIPP（铋碘仿石蜡糊）填塞。在这种情况下，尽早向资深的急诊科医师或耳鼻喉科专家寻求帮助。填塞物通常需要在取出和重新检查前静置 24h。持续出血可以通过血管造影栓塞术或手术结扎相关血管（蝶腭动脉、筛前动脉和筛后动脉）来控制。

出院后，应向患者提供全面的口头和书面建议，以防止再次出血，并在复发时进行急救治疗。建议 2 周内避免挖鼻、擤鼻涕、剧烈运动、抬举重物、洗热水澡、喝热水和食用辛辣食物。

⚷ 要点

1. 鼻出血在儿童中很常见，最常见的出血发生在前隔膜。

2. 反复发作的儿童鼻出血可能是由于金黄色葡萄球菌在鼻前庭和黏膜的定植所致。

3. 应通过恢复患者的气道、呼吸和循环来治疗复发性小儿鼻出血。硝酸银烧灼凸出的血管后，用一个疗程的新霉素 / 氯己定软膏是非常有效的。花生过敏是此软膏应用的禁忌证。

4. 危险的症状包括单侧鼻部症状，如鼻出血、分泌物增多、阻塞、面部疼痛、嗅觉缺失或耳痛。单侧肿块如息肉可能是由肿瘤（良性或恶性）引起的，需要进一步的检查和耳鼻喉科急诊行鼻内镜和（或）鼻窦 CT 检查。

病例 69　耳痛伴发热

病史

患儿 4 岁，右侧耳痛 1 周，并进行性加重，最近 24h 食欲不佳，伴有耳后严重红肿，没有其他明显的耳科症状，如耳鸣。既往患儿有反复耳部感染病史，近 1 周出现上呼吸道感染史。无其他疾病病史，无手术史。

查体

T：39℃，右侧耳镜检查显示外耳道正常，鼓膜隆起、泛红，鼓膜完整。耳郭可触及一个质软、波动性肿块。左耳检查未见异常。鼻腔及咽部检查提示鼻炎和扁桃腺轻度大，符合上呼吸道感染的特点。脑神经检查未见异常。

问题

1. 该患儿的诊断是什么？
2. 此患儿会出现什么并发症？
3. 将如何治疗？

讨论

患儿诊断为急性中耳炎伴乳突炎。这是儿科耳鼻喉科急症，可能有急性和长期的并发症。包括颅外并发症，如听力丧失、面神经麻痹和胸锁乳突肌（Bezold）或二腹肌的后腹（Citelli）脓肿。也可能出现颅内并发症，包括脑膜炎或颅内脓肿。

在全面的询问病史和检查之后，特别是如果有耳分泌物时，应进行耳拭子微生物检测。在开始使用抗生素前，血液检查应包括血常规、肾功能、CRP 和血液培养。

对于病情较重的患者，经耳鼻喉科专家检查后，应进行脑部和颞骨 CT 增强扫描，以寻找骨膜下或颅内脓肿。乳突炎的影像学证据包括乳突气房混浊和骨小梁破裂。局部骨坏死和吸收会导致骨膜下脓肿。

急性中耳炎的非手术治疗包括保持耳内干燥和微吸出外耳道内碎屑或脓液（预防继发性外耳炎）；并根据当地微生物学报告进行镇痛和紧急静脉注射抗生素。最常见的微生物是肺炎链球菌（60%）、化脓性链球菌、流感嗜血杆菌和金黄色葡萄球菌，因此在颅内并发症发生时，使用血脑屏障穿透良好的第三代头孢菌素（如头孢曲松）是合适的。在细菌培养和药敏结果出来之前，还应给患者使用抗生素滴耳剂，如 Sofradex（速复滴剂），其中含有地塞米松、新霉素 B 和短杆菌肽。

如果患者有脓毒症的症状、神经症状或体征、骨膜下脓肿或颅内积液，则该患者可能需要外科手术治疗，如皮质乳突切除术和（或）鼓膜插入通气管。如果患者有颅内脓肿和（或）中央静脉窦血栓形成，则需要神经外科介入治疗。

🔑 要点

1. 急性中耳炎伴乳突炎是一种具有潜在破坏性的急性颅内外并发症。
2. 在耳鼻喉科检查后，考虑对大脑和颞骨进行增强 CT 扫描，尤其是当患者有神经症状或体征时。
3. 静脉注射和局部滴耳抗生素的早期治疗至关重要。
4. 治疗需要多学科协作，耳鼻喉科医师、儿科医师、微生物学家、放射科医师和神经外科医师之间应定期交流沟通。

病例 70　鸡骨嵌顿

病史

患者男性，80 岁，3h 前晚餐吃鸡肉时吞下了一根骨头，之后就出现了吞咽固体和液体困难。患者喉结以上剧烈疼痛，这是他今年第二次遇到这样的情况。既往高血压和糖尿病病史。长期吸烟饮酒史，每周饮酒 30 单位。

查体

BP：110/62mmHg；HR：105bpm；RR：28bpm；SpO$_2$：96%（未吸氧）。体温正常，颈部触诊未及局部压痛或皮下气肿。因吞咽困难导致他的口咽里充满了唾液。耳鼻喉系统检查未见异常。

🔍 辅助检查

颈部软组织侧位 X 线片提示在环状软骨平面以下有一骨状不透明物质。

问题

1. 这位患者需要关注哪些问题？
2. 在急诊科，给予患者哪些早期诊疗？

讨论

此患者食管上段有一块鸡骨嵌顿，它可能是食物的一部分。考虑到患者的年龄和吸烟 / 饮酒史，而且这是今年第二次发生，应该怀疑潜在恶性肿瘤的可能。应寻找与其相关的危险症状病史，包括吞咽困难、呼吸困难、发音困难、咯血、食管反流、耳痛、体重减轻和头颈部癌症家族史。在处理急性梗阻后需针对这些相关危险因素完善适当的检查。

临床上遇到这样的患者首先的重点应确定异物类型（FB），即上消化道尖锐的（鱼骨、鸡骨或义齿）或腐蚀性（电池）异物，由于此类异物存在穿孔、脓毒症和纵隔炎的风险，需要紧急手术清除。穿孔的症状包括严重的颈部或胸部疼痛、心动过速、呼吸急促、发热和皮下气肿。

耳鼻喉科医师可以应用床旁鼻咽镜检查以排除异物在上呼吸道（在喉和咽环状软骨上方）的可能性。病史和疼痛位置不能确定异物在食管内的准确位置。有时需通过结合颈部、胸部和腹部的影像学检查来确定位置。如果颈部软组织侧位 X 线片没有明显的不透射线异物，则检查有无颈部前凸消失、椎体前软组织肿胀和颈部皮下气肿。如果颈部 X 线片上未发现异物，则考虑正侧位胸部 X 线片或腹部 X 线片，因为异物可能已经向下移动。注意异物可能像某些鱼骨那样是透射线的。可以透过射线的鱼骨包括鲱鱼、鲑鱼、鳟鱼、鲭鱼和梭鱼。

如果一名患者嵌顿的是一个软的食物团（在影像学上无骨性异物表现），那么食物团可能会逐渐通过食管。收治此类患者，患者不能经口进餐，应用静脉输液维持营养。以下方法目前尚无证据支持，如一些临床医师使用 1mg 胰高血糖素或碳酸饮料（成功率 10%~50%）使食管括约肌松弛，也有一些医师应用静脉注射布司康（丁基东莨菪碱）或肌肉松弛药，如地西泮或吗啡，但应考虑到这些药物的不良反应，所以需谨慎使用。密切监测患者有无食管穿孔的症状和体征，如果食物团在 12h 后仍未通过，一些耳鼻喉科医师 / 胃肠科医师会考虑进行干预，使用刚性或柔性食管镜将其取出。

处理急性食管梗阻后，应完善钡剂造影检查，如果检查结果提示异常，应进行 OGD+/–（食管胃十二指肠镜）活检以排除潜在的恶性疾病可能。

🔑 **要点**

1. 需要立即清除的上消化道异物，包括尖锐或腐蚀性物质、纽扣电池。
2. 异物可导致胃肠道穿孔，表现为严重的颈部或胸部疼痛、心动过速、呼吸急促、发热和皮下气肿。

病例 71 耳痛伴面神经麻痹

病史

患者男性，78 岁，糖尿病患者，因右侧耳痛就诊。3 周前患者开始出现右侧外耳道炎，同时伴有脓性耳漏、听力丧失、眩晕和和耳鸣。患者平日使用助听器。

患者既往服用二甲双胍治疗糖尿病，否认其他病史，有长期吸烟史。

查体

耳镜检查提示左耳正常，右耳外耳道肿胀明显，伴有碎屑和脓液。由于外耳道肿胀，鼓膜不可见。脑神经检查发现孤立性右侧面神经麻痹。

问题

1. 该患者的诊断是什么？
2. 该患者如何治疗？

讨论

该患者患有恶性外耳道炎（Malignant Otitis Externa，MOE），又称坏死性外耳道炎。尽管有"恶性"一词，但 MOE 并不是一个癌变过程，相反，它指的是颞骨（颅底）骨髓炎。该病是耳鼻喉科急症，发病率和死亡率高，可伴发脑神经麻痹。面神经受累最为常见，但感染波及颈静脉孔时，第Ⅸ～Ⅺ对脑神经亦可受影响。颅内并发症有脑膜炎、脑脓肿和静脉窦血栓形成。

MOE 与糖尿病、免疫抑制（年轻患者或可据此发现 HIV 感染或艾滋病）和血液系统恶性肿瘤相关。主要由铜绿假单胞菌引起，该细菌为革兰阴性棒状杆菌，可释放外毒素，也可由耐甲氧西林金黄色葡萄球菌（Methicillin-Resistant Staphylococcus Aureus，MRSA）、变形杆菌和念珠菌引起。

MOE 的典型特征是老年糖尿病患者中出现的口服镇痛药效果不佳的剧烈耳痛。其他症状有聋、耳漏、眩晕和耳鸣。若伴有颅内并发症，也可出现神经系统表现。

耳镜检查可见骨软骨交界处肉芽组织，具有特异性，还可能有骨外露。耳屏触诊和耳郭牵拉可致剧痛。同时患者可出现耳周围的面部蜂窝织炎。全面的脑神经检查，尤其是第Ⅶ对（茎乳孔）和第Ⅸ～Ⅺ对（颈静脉孔）脑神经检查是必不可少的。

其他检查包括血常规（白细胞是否升高）、肾功能、血糖和糖化血红蛋白（评估血糖控制情况）。使用抗生素之前，最好进行耳拭子镜检和细菌培养。

脑和颞骨增强 CT 检查可评估颅内并发症和骨破坏的程度。对于骨骼病变的评估，CT 检查优于 MRI。但 MRI 对颅内并发症更敏感，其早期征象常表现为髁后脂肪浸润。

患者转至耳鼻喉科住院，并给予静脉抗生素治疗。通常会使用 0.3% 环丙沙星滴耳液和头孢曲松（血脑屏障穿透性良好的抗假单胞菌的头孢菌素）。患者出院后可能还需要持续数周的抗生素治疗。

手术主要用于局部清创和脓肿引流。由于感染沿筋膜层和脉管系统扩散，手术可能无法将其完全清除。

患者教育应包括保持耳道干燥、避免异物塞入外耳道。戒烟有利于创伤愈合，同时应进行糖尿病优化控制治疗。

⚷ 要点

1. 所有老年糖尿病患者在患外耳道炎的情况下出现剧烈耳痛，均应考虑恶性外耳道炎（颅底骨髓炎）的可能性。
2. 确保全面的耳部、脑神经及神经系统检查。需警惕出现后组脑神经麻痹，尤其是面神经（第Ⅶ对）麻痹。
3. 紧急情况下局部使用环丙沙星、静脉使用头孢曲松。

病例 72　扁桃腺切除术后出血

病史

患儿 6 岁，因口腔流鲜血 1h 就诊。12h 前，该患儿在家中出现类似流血，持续 15min 后自行停止。5d 前该患儿因复发性急性扁桃腺炎，在全身麻醉下接受扁桃腺切除术。该患儿最近 1h 内呕吐 2 次，呕吐物为新鲜血液和血块。患儿平素体健，这是第一次做手术，没有出血性疾病家族史。

查体

BP：95/60mmHg；RR：24bpm；HR：110bpm；SpO_2：97%（未吸氧）。右侧扁桃腺窝可见活动性出血，其他耳鼻喉检查无明显异常。

问题

1. 该患者如何处置？
2. 需警惕哪些并发症？

讨论

扁桃腺切除术后出血（Post-Tonsillectomy Bleeding，PTB）是其术后常见的严重并发症，为呼吸道急症，术后发生率为 5%~10%，大部分为自限性，但约有 1% 需要重返手术室止血。

所有患者应立即接受评估并入院观察，因为自限性出血可排除未来 24h 内更大的出血。紧急手术干预的指征是活动性出血、血流动力学不稳定和已知的凝血异常。

该患儿需要在抢救室由耳鼻喉科医师、高级麻醉师、儿科医师和急诊医师进行多学科综合管理。

气道管理措施包括辅助患儿取坐位、前倾，给予高流量吸氧（若口中流血则采用鼻导管），鼓励患儿将血液吐到碗中而不是咽下，可据此监测吐出的内容物性质及容量。如果患儿能配合，可从口咽部抽吸血块。应尽量保持患儿平静，因为哭闹和应激可加重出血。

早期建立静脉通路或骨髓腔输液通路，便于对患者进行液体复苏。需完善静脉血气、血常规、尿素、电解质、凝血和血型检测。如有休克征象，用晶体液或浓缩红细胞进行补液，剂量为 20ml/kg。

如果出血严重，则启动大出血方案，并请血液科医师进行会诊。尽早考虑使用氨甲环酸。

其他辅助措施包括药物镇痛（手术常导致患儿喉咙痛）；使用广谱抗生素以防止扁桃腺窝感染诱发的出血；如果患儿吞咽了血液，可能会出现呕吐，应给予止吐药，并考虑在全身麻醉下插入鼻胃管，从鼻胃管抽吸胃内容物。

对于出血自发停止但需要留院观察的患者，可嘱其吮吸冰块以减轻疼痛，促进扁桃腺窝处血管收缩。年长患儿也可使用 3% 过氧化氢含漱液。

🔑 要点

1. 扁桃腺切除术后出血是一种相对常见的并发症，有发生气道梗阻的可能，应按照呼吸道急症处置。

2. 出血停止且血流动力学稳定的患儿可非手术治疗，如静脉注射抗生素、使用过氧化氢含漱液、静脉补液，以及吮吸冰块。

3. 如果患儿有活动性出血、血流动力学不稳定或有出血性疾病，则需要手术止血。

病例 73　眼睑肿胀

病史

患儿 6 岁，因右眼睑肿胀进行性加重 3d 入院。该患儿在过去的 1 周里患有重感冒，其母亲诉其一直"严重流涕和发热"，无外伤和蚊虫叮咬。患儿否认头痛、乏力和麻木等神经系统症状。患儿既往无其他共病，并按时接种疫苗。

查体

T：37.9℃；HR：105bpm；BP：101/59mmHg；RR：20bpm。右眼睑可见红肿及红斑，看不到眼球。打开眼睑，眼球运动不受限，也不伴有疼痛。无球结膜水肿，瞳孔对光反应灵敏，视力正常，左眼正常，鼻腔检查可见黄绿色鼻涕，下鼻甲和中鼻甲明显增大，鼻黏膜呈鼻炎表现。患儿有广泛的颈淋巴结增大，无脑膜炎体征，脑神经和四肢神经系统检查无显著异常。

问题

1. 该患儿的诊断和病因是什么？
2. 如何进一步检查？何时做 CT 检查？
3. 如何处置？

讨论

该患儿诊断为眶周蜂窝织炎，继发于急性鼻窦炎。该病是一种可危及视力的急症。通过直接蔓延或血流传播，可能导致神经系统并发症，比如脑膜炎、颅内脓肿和海绵窦血栓形成。接诊后，需要耳鼻喉科医师、眼科医师、儿科医师、微生物学专家和放射科医师进行多学科评估和治疗。如果出现颅内受累，还需要神经外科医师的参与。

儿童（鼻窦炎）最容易波及筛窦和上颌窦，而成年人则是额窦、筛窦易受波及。

病史询问应确认以下内容：单眼或双眼受累，症状持续时间，是否有视力下降，色觉变化，眼球运动是否受限，是否疼痛。询问神经系统症状很重要，包括头痛、乏力、面部和四肢麻木。发热或乏力等全身症状很常见。患者的并发症和预防接种史也十分重要。该病可能的诱因包括上呼吸道感染、急性鼻窦炎和局部创伤（蚊虫叮咬、外伤等）。

综合评估应包含耳鼻咽喉、头、颈检查和脑神经、双眼检查。眼科检查应注意结膜水肿、眼球突出、复视、眼肌麻痹、眼球震颤、视力和瞳孔反射。可使用石原色觉检查表或 AO-H-R-R 色觉检查表检查色觉，色觉丧失是眶部并发症的早期征象之一，需常规检查并准确记录。如果患者状况恶化，可能需要外科干预，以处理骨膜下脓肿、眶内脓肿和海绵窦血栓。

采血查静脉血气、血常规、电解质和血培养。采鼻拭子做微生物检查和培养也很重要。

当出现严重的眶周蜂窝织炎或怀疑颅内和眶部并发症时，可行 CT 检查，指征如下。

1. 视觉受损。

2. 眼球突出。

3. 眼球运动受限（眼肌麻痹）或出现双眼复视。

4. 眼睑肿胀导致无法行眼部检查。

5. 药物治疗后 24 ～ 48h 无临床改善，仍表现为持续发热、炎症标志物升高。

尽早静脉使用广谱抗生素十分重要，如阿莫西林克拉维酸钾、头孢曲松。根据当地的微生物学指南选用抗生素，覆盖最常见的微生物，像金黄色葡萄球菌、表皮葡萄球菌、肺炎链球菌、化脓性链球菌、卡他莫拉菌和厌氧菌。由于 B 型流感嗜血杆菌（HIB）疫苗的使用，目前流感嗜血杆菌感染较为少见。使用皮质类固醇滴剂如 Betnesol®（0.1% 倍他米松 +0.5% 新霉素）和鼻用减充血剂如儿科用的 Otrivine®（0.05% 盐酸赛洛唑啉），可减轻炎症反应，促进鼻旁窦引流。如果有视觉受损迹象，考虑使用糖皮质激素。

这类患者应积极收入院，因为蜂窝织炎常迅速扩散。患者出院时，嘱三联治疗（抗生素、鼻用减充血剂和鼻用糖皮质激素）。患者或其父母应学会正确的滴鼻液使用方法（头低位，或头伸出床边缘）。另外，当出现视觉恶化（尤其是色觉）、动眼疼痛、病情无改善或任何神经系统症状体征，应及时返院，早期眼科随诊。

🔑 要点

1. 眶周蜂窝织炎是一种可能危及视力的急症，常由上呼吸道感染、鼻窦炎或局部创伤（外伤、蚊虫叮咬）诱发。
2. 检查应包括鼻拭子的微生物检测，如果存在视力受损、视力下降、眼球突出、眼肌痛或由于眼睑肿胀无法检查眼睛，应做增强 CT 检查鼻旁窦和大脑。
3. 治疗应兼顾鼻窦炎和眶周脓肿，具体包括鼻内糖皮质激素、减充血剂、盐水冲洗和静脉抗生素。
4. 建议由耳鼻喉科医师、眼科医师和儿科医师进行联合诊疗。

病例 74　角膜异物

病史

患者男性，38 岁，汽车修理工，因右眼进行性疼痛 1d 就诊急诊科。患者曾在未保护眼睛的情况下对排气管进行打磨，之后感觉眼内有异物，自觉难以入睡。黑暗环境里或闭眼时眼痛减轻。

查体

室内照明条件下患者右眼难以睁开，查体难以进行。左眼视力 6/6（相当于视力 1.0），右眼视力 6/12（相当于视力 0.5），针孔镜辅助下可提升至 6/6。瞳孔反应正常，未见相对性瞳孔传入障碍（RAPD）。裂隙灯检查提示结膜充血伴边缘泪液膜增加。角膜表面 6 点钟位置可见一个 1mm 大小的反光金属薄片，带有棕色的光晕。

问题

1. 哪些角膜金属异物要特别关注？
2. 如何去除角膜异物？
3. 需要哪些进一步处理？

讨论

该患者诊断为角膜异物。患者一旦出现眼睛锐痛伴光敏感、溢液和异物感，即应及时就诊，请医师检查眼表面。

检查需从视力检查开始，患者可能需要表面麻醉（奥布卡因、丁卡因、丙美卡因、利多卡因）。裂隙灯检查应包括对上下眼睑、结膜和角膜的系统检查。检查结果应准确记录于病历上，便于日后对比。在检查时，需要翻转眼睑或用蘸有局部麻醉药的棉签擦拭患眼的结膜穹部寻找异物。

检查前房的深度和炎症迹象及瞳孔的形状和反应性。前房炎症评估有时比较困难，可以使用以下方法：首先将裂隙灯光聚焦于瞳孔边缘，然后在裂隙灯上往后拉以散焦，进而聚焦到前房。裂隙灯光应调到最亮，设置为 $1mm \times 1mm$ 的框幅，检查前房的细胞活性，看起来可能像繁星点点的宇宙。如果没有相关经验，前房深度较难测量，一个大致的方法是确保虹膜和角膜之间有一定的分隔。VanHerick 描述了一种完善而实用的方法，可评估前房角闭合：裂隙光与角膜缘成 60°，经角膜入射，在虹膜上形成投影光束。反射于角膜和虹膜上的光线间隔的比值与房角的深浅密切相关。空腔厚度与角膜反射厚度比值为 1:1 时提示开角，1:4 或更小的比值提示闭角。

瞳孔形状异常、虹膜缺损和前房变浅是眼贯通伤和穿刺性眼伤的显著标志。如果怀疑前房漏，可通过滴荧光素来检查。荧光素可将泪液膜染色，如果有房水外溢，这种征象将十分明显，被称为 Seidel 试验。荧光素可在角膜异物周围形成染料环，使异物格外突出。

但是大部分角膜金属异物通常很显眼，因其可反射裂隙灯光，在角膜表面闪闪发亮。某些金属可与角膜组织发生反应，形成锈环，本例患者即是如此。表 74.1 列出了各种金属及其他材料与眼部起反应的活性。

表 74.1　材料及与眼睛起反应的活性

反应性	材料
惰性	碳，金，银，煤，石，玻璃，塑料
中等	镍，铝，汞，锌
活泼	铁，钢，铜，木

大部分结膜异物可通过冲洗或使用蘸有局部麻醉药的棉签轻松去除。

而正如本例患者，清除角膜异物需要较多的技巧，应向经验丰富的操作人员寻求帮助。角膜外周的异物较易处理，后遗症较小，而角膜中央部位的异物需要谨慎处理。

清除角膜表面异物，首先要对患眼进行表面麻醉，并告知患者麻醉药作用消失后症状可能加重。嘱患者直视前方，看向裂隙灯，可实现良好的放大倍率和照明效果，也可防止患者移动。撑开眼睑，防止眨眼。然后，用 18~25 号针尖轻轻挑去角膜表面的异物。成功的异物清除仅产生外科手术式的角膜磨损，通常可快速愈合。

如果有残留的锈环，应将患者转诊至眼科，用一个毛刺工具去除锈环。患眼局部使用抗生素眼膏 / 滴眼液和口服镇痛药，部分患者眼睛遮盖可缓解症状。记住询问破伤风免疫状态，评估使用破伤风免疫球蛋白。如果破伤风免疫状态不明，可给予加强免疫。

没有锈环且已从视轴线上彻底清除异物的轻症患者，出院后无须常规随访。角膜磨损较大或损伤位于视轴线上的患者，应在 24~48h 门诊随访，如果出现问题，应尽早处理。角膜裂缝＞2mm、角膜中央损伤或出现锈环的患者应在 24h 内随访。

异物嵌入或贯通伤应立即在全麻下进行伤口探查、关闭伤口。

🔑 **要点**

1. 疼痛伴光敏感、溢液及异物感是角膜刺激的主要特征。
2. 所有出现视觉症状的患者均应记录视力。
3. Seidel 试验是排除穿透性眼外伤这种眼科急症的实用方法。
4. 铁、钢、铜和木质可引起严重的眼部反应，应在患者出院前将其从眼睛表面彻底清除。

病例 75　痛性红眼

病史

患者女性，28 岁，因右眼疼痛就诊于急诊科。12h 前出现右眼中度砂粒样疼痛，强光下加重，且有清水样分泌物。患者否认右眼闪光感、漂浮物感和外伤史。日常佩戴角膜接触镜，使用的是每月更换的软镜。患者偶尔会忘记取下角膜接触镜而戴镜睡觉。无其他特殊病史和眼部病史。

查体

生命体征平稳。与左眼视力（6/6）（相当于视力 1.0）相比，右眼视力轻度下降（6/9）（约相当于视力 0.7）。查体发现右眼有意斜视，结膜弥散性充血，角膜视诊混浊，裂隙灯检查发现近中央处 9 点钟方向有 1mm 的荧光素吸收。

问题

1. 鉴别诊断有什么？
2. 引起该病的主要危险因素是什么？
3. 需要进一步做哪些检查？
4. 该患者如何处置？

讨论

红眼伴疼痛是一个需要引起急诊医师警惕的信号。不过，病史线索和检查有助于区分良性疾病和威胁视力的眼科急症，见表 75.1。

75.1　红眼的常见原因

眼睑和眼眶疾病	结膜疾病	角膜疾病	其他
睑缘炎	结膜炎：感染性、过敏性、化学性	翼状胬肉	外伤
倒睫	睑裂斑炎	异物	眼表疾病
眼睑位置异常	球结膜下出血	化学烧伤	眼内炎
眼睑闭合不全	睑球粘连	磨损	前葡萄膜炎
玫瑰痤疮	罕见病例或肿瘤	角膜炎：细菌性、真菌性、棘阿米巴、病毒性（单纯疱疹病毒、水痘-带状疱疹病毒）	闭角型青光眼
泪囊炎，泪小管炎 眼眶蜂窝织炎		角膜接触镜相关的角膜病变	巩膜外层炎 巩膜炎

该患者的病史和检查结果提示感染性角膜炎，该病是一种眼科急症。病原体可能是病毒、细菌、真菌和寄生虫。本例怀疑细菌性角膜炎，因为患者承认佩戴的角膜接触镜卫生状况不佳，且角膜上有非树枝状的点状溃疡。但是，鉴别诊断中尚需考虑棘阿米巴。

下列危险因素应该引起对威胁视力的潜在疾病的高度警惕，需要仔细询问病史。

1. 角膜上皮缺损（存在破损和未愈合的上皮缺损）。
2. 频繁佩戴角膜接触镜（卫生不良和长期佩戴带来更大风险）。
3. 既往有眼表疾病和不良状态，比如眼睑错位、长期使用含防腐剂的眼药水或糖皮质激素。
4. 既往有角膜手术史。
5. 系统性免疫缺陷，如糖尿病、风湿性关节炎、维生素 A 缺乏。

关于其他鉴别，青光眼可能性不大，因为患者年轻，未患糖尿病，也没有不受控制的高血压。没有全身性或风湿性疾病所提示的巩膜外炎或巩膜炎，也没有直接外伤史，也可能是单纯的结膜炎或角膜擦伤，但关键性体征是角膜上荧光素点状染色，提示浸润性病理变化。

治疗细菌性角膜炎首先要取下双眼的角膜接触镜。进行抗生素治疗之前，先取角膜刮片进行显微镜检查、细菌培养和药敏试验。初始治疗包括表面应用抗生素，通常为氟喹诺酮类药物（环丙沙星、左氧氟沙星等），初始 24~48h 每 1~2 小时 1 次，足以杀灭角膜表面的细菌，随后逐渐降低用药频率以尽量减少表面使用喹诺酮的不良反应。对于深度溃疡或巩膜受累的患者，可考虑口服抗生素治疗。

角膜刮片通常由眼科医师或训练有素的护理人员在表面麻醉（比如表面使用 1% 丁卡因）下操作。裂隙灯下，用 25G 针头划过病灶表面，要覆盖及溃疡的基底部和边缘。把采集的样品转移到培养板上，不要破坏培养基。常规培养板有血琼脂平板（细菌）、巧克力琼脂平板（细菌）、沙保弱琼脂培养基平板（真菌）和用于革兰染色的玻片。怀疑患者有真菌性角膜炎时（卫星状病变、羽毛状边缘、植物致伤史），需与微生物学专家讨论病情，确定培养的时长和载玻片的染色方法。

棘阿米巴角膜炎是一种罕见、威胁视力的疾病。棘阿米巴是一种广泛存在于清洁水体中的原虫，佩戴角膜接触镜者如果卫生习惯不良，比如用自来水清洗镜片或是戴着角膜接触镜淋浴，罹患棘阿米巴角膜炎的风险就会增大。临床上，患者可能出现与体征不相称的剧痛，与病毒性角膜炎症状类似，此时进行检查，可能需要与病毒性角膜炎相鉴别。因此，佩戴角膜接触镜者应注意排除单纯疱疹病毒角膜炎。可通过角膜刮片、PCR 和共聚焦显微镜检查得出病原学诊断，但共聚焦显微镜检查仅在少数专科中心可以使用。

早发现早治疗预后良好，但仍可能会出现并发症如角膜穿孔和角膜瘢痕。药物是主要的治疗手段，但仍可能需要角膜移植。

患者需要眼科常规随访，直到病情好转。真菌和原虫感染很难治疗，且经常复发。

安全卫生的使用角膜接触镜最为重要，一旦急性感染被清除，患者应当接受这方面的教育。

🔑 要点

1. 出现红眼、视力下降伴有中重度疼痛的患者，应及早到眼科就诊。
2. 既有的眼表疾病和佩戴角膜接触镜是感染性角膜炎的高危因素。
3. 佩戴角膜接触镜的患者，剧痛和角膜溃疡提示棘阿米巴角膜炎。

病例 76　视力下降

病史

患者男性，29 岁，被他人用桌腿袭击头部后被送至急诊科。患者诉左眼疼痛进行性加重，视力下降，否认恶心、呕吐、黑蒙。有哮喘病史，吸入沙丁胺醇治疗。无眼科病史。

查体

T：35.8℃；BP：140/80mmHg；HR：90bpm（规律）；RR：30bpm；SpO_2 100%（未吸氧）。患者神志清楚，不喜动。眼眶肿胀，左眼球突出但外形完整。各个方向均有复视，眼动减少。右眼视力 6/6（相当于视力 1.0），左眼视力下降至仅能辨认手指。

🔍 辅助检查

Seidel 试验（用 2% 荧光素观察结膜伤口有无渗漏）阴性。

问题

1. Seidel 试验的意义是什么？
2. 还需要进行哪些检查？
3. 初步处理措施及后续处置有哪些？

讨论

30% 的面部骨折波及眼眶，其中大部分影响到眶底，也称为爆裂骨折。相对较厚的眼眶侧面和上眶缘提供了牢固的支撑和保护，形成了眶底的薄弱环节，从而使眼球免于破裂。

由于导致眼眶受伤机制的严重性，我们必须要首先排除任何神经损伤的可能，这一点比眼损伤更为优先考虑。根据 ATLS 指南对患者进行评估，包括对颈椎的全面评估。如果怀疑脊柱损伤，应让患者制动并进行脊柱影像学检查以排除脊柱伤。大多数医疗中心已开始使用 CT，可同时扫描头部、眼眶、面骨和颈椎。排除颅内和颈椎损伤后，继续进行详细的眼科检查。检查应包括视力和色觉，这些检测可提示视觉的预后状况。进一步的检查应包括眼球位置、眼球运动、眶上和眶下神经支配部位的感觉检查、是否有相对性瞳孔传入障碍（RAPD），以及小心触诊眶缘看是否有错位畸形。有肉眼可见穿刺物的开放性眼球外伤，可尝试移除穿刺物。但如果有可能会导致眼球坍缩的危险时，则避免这样做。

Seidel 试验在眼外伤检查中十分实用，尤其是在确认隐匿的眼球开放性外伤方面。先将荧光素滴于眼球表面，裂隙灯下用钴蓝光照射，可看到是否有房水泄漏出来冲刷荧光素。阳性结果表现为绿色荧光素背景下出现瀑布样外观，这是眼球开放性外伤的标志。Seidel 试验阴性且出现结膜皱褶、眼球软化（眼变形、角膜塌陷、眼内压<10mmHg），应当怀疑眼球后部破裂，需要立即请眼科医师会诊。

皇家放射学院（RCR）指南指出，面部 X 线检查仍然是面部外伤的首选检查方法，有助于识别大部分异物。但是，如果进行头部 CT 扫描，同时对眼眶进行高分辨率 1mm 薄层扫描并进行冠状重建，可准确评估骨折、异物和眼球完整性。另外，MRI 对软组织分辨力强，可用于确定继发性神经损伤和木质异物。进行 MRI 检查前，应确保体内无铁金属异物。

本例患者表现为球后出血导致的眼间隔室综合征的主要特征（眼球突出、眼动受限、RAPD、视力和色觉下降、疼痛加重）。发现和治疗不及时会导致永久性视力丧失。

外眦切开术是一种急救手术，可减轻眼间隔室综合征的症状，为最终治疗争取时间。该手术风险不大，因此一旦怀疑眼间隔室综合征，最好行手术治疗而不是冒着视力丧失的风险采取其他措施。如果发生眼球后出血，外眦切开术可为止血和血液重吸收争取时间。部分患者不宜进行外眦切开术（如有出血风险或正在抗凝治疗），可静脉使用甘露醇、大剂量糖皮质激素或用抗青光眼滴眼液。

对于相对稳定的非复杂性眼眶骨折（如眼眶爆裂而无直肌夹闭且未伤及眼球），应交给颌面外科和眼科，后者负责排除隐匿性的眼球损伤。嘱患者在接下来 4~6 周端坐睡眠，避免擤鼻、过度咳嗽和屈身等不利于病情恢复的动作。如果出现较严重的眼球运动障碍，可短程使用糖皮质激素（0.5~1.0mg）以减轻局部水肿。广谱抗生素（阿莫西林克拉维酸钾）的使用尚有争议，请遵循当地用药政策。

> **要点**
>
> 1. 眼眶外伤常与多发伤相关，年轻男性多发。
> 2. Seidel 试验有助于识别隐匿性的眼球前部损伤，但是对于后巩膜破裂，该试验可为阴性。
> 3. 对于可疑眼内伤，眼眶 1mm 薄层 CT 扫描是一个敏感又特异的检查，并且对眼眶重建方案十分有用。
> 4. 为防止永久性视力丧失，需要早期识别和处理眼眶间隔室综合征（外眦切开术）。

病例 77　张口困难

病史

患者男性，18 岁，从自行车上跌落后被送至急诊科。患者骑自行车时突遇行人过马路，捏闸急刹车导致朝前翻车，手臂着地且撞到下颌。患者当即站起，但下颌疼痛剧烈，无法张口。

查体

生命体征平稳，无颈椎压痛。面部查体发现下颌擦伤，下颌最大活动度 30°。患者双侧近下颌处有错位畸形，上颌轻度压痛，下唇感觉迟钝，咬𬌗不齐，但无牙齿松动。

问题

1. 需要做哪些初步检查？
2. 如何处理该患者？
3. 可以为患者提供哪些建议？

讨论

面部损伤的严重程度从危及生命到轻度的撕裂伤不等。面部损伤常伴随着其他潜在的严重多系统创伤。因此，外伤患者应按 ATLS 指南进行评估和处理，包括头部、颈部和潜在的气道损伤。

了解发病机制有助于推断常见的面部骨折类型（表 77.1）。肉眼可见的常见骨折类型均累及副交感神经。累及双侧副交感神经的骨折可导致桶柄样骨折，由于舌失去支撑，可出现气道受阻。其他常见骨折为下颌角骨折和髁突骨折（后者可独立出现）。老年人中，跌倒或晕厥可导致经典的双侧髁突骨折伴颏部正中骨折或旁正中骨折，又称为卫兵骨折。此外，了解损伤的解剖位置有助于判断预后。例如，发生在下颌骨侧面的损伤，骨折可能沿着下颌管裂开，下颌管中含有下牙槽神经血管束。

表 77.1　常见的致伤机制和骨折解剖部位

下颌骨部位	袭击（%）	道路交通事故（%）	跌倒（%）
下颌角	25	10	10
下颌体	25	10	25
下颌支	10	7	1
髁下 / 髁突	20	25	30
正中联合 / 副交感神经	20	45	30
颏孔	0	3	4

下颌疼痛、咬殆关系改变、下唇麻木、牙关紧闭或下颌运动困难是下颌骨骨折或下颌脱臼的主要症状。临床诊查中，其特征性表现为舌下血肿伴或不伴咬殆不正。应对患者的下颌线进行触诊，检查是否有错位畸形；或者轻压患者的下颌。轻压下颌是检查下颌骨完整性的粗略临床检查，操作时应注意控制力度。

如果怀疑下颌骨骨折，普通放射影像是首选的初步检查，可用全口牙位曲面体层片（OPG）和正位 X 线片。另一种方法是，互相以 90° 夹角拍摄的 X 线片可能足以诊断骨折。涉及多系统的情况下，具有面部视图和 3D 重建的头部 CT 也具有诊断价值。评估下颌骨影像时，需要把下颌骨结构按环状考虑，因此，一旦看到一根骨折线，应继续找另一条。

如上所述，所有面部损伤应基于 ATLS 指南进行评估。适当的镇痛将使检查更易于进行。破伤风免疫要跟上，预防性应用抗生素（如阿莫西林克拉维酸钾），因为大部分下颌骨骨折被视为开放性骨折。嘱患者进软食以维持营养，但应注意减少痛苦和下颌骨错位。还应评估伤口并给予基础的伤口护理。

患者应转诊至当地的口腔颌面外科接受进一步治疗。治疗措施可能包括紧急情况下的临时固定（颌间固定装置）以稳定下颌骨，但这种方案也可以作为稳定的闭合性骨折的治疗选择之一。此外，如有下颌骨移位或复杂骨折的患者，可能需要进行切开复位和内固定。

🔑 要点

1. 面部损伤有轻有重，重者可危及生命。
2. 所有面部外伤应按照 ATLS 原则进行评估。
3. 下颌骨骨折可能具有多个骨折点，但髁突骨折可独立存在。
4. 颏舌肌失去支撑可能导致气道阻塞，需要颌面外科早期麻醉和手术介入。

八、儿科急症

病例 78　咳嗽伴呼吸困难

病史

3 月龄男婴，因咳嗽、感冒 3d 就诊急诊科。患儿出现进行性呼吸困难，液体摄入减少。尿布没有以往湿。患儿为妊娠 35^{+2} 周时经阴道自然分娩，由于呼吸窘迫接受持续呼吸道正压通气。曾因怀疑脓毒症接受静脉抗生素治疗，但血培养阴性。无产前问题。此后患儿体健。患儿有一位正在托儿所的姐姐，最近也有类似的感冒症状。

查体

RR：70~80bpm；HR：180bpm；SpO$_2$：96%（未吸氧），无发热。患儿频繁咳嗽，肋下和肋间隙凹陷，肺部听诊可闻及啰音和哮鸣音，心音正常，面色发红，股动脉搏动明显，中央毛细血管再充盈时间 3s，余无明显异常。

问题

1. 该患儿的诊断是什么？
2. 急诊科应做哪些进一步检查？
3. 该患儿的主要治疗原则有哪些？

讨论

患婴临床表现提示毛细支气管炎。这是一种急性呼吸系统疾病，多由病毒感染引起，导致毛细支气管的炎症。其特点包括黏液分泌增多、支气管狭窄和阻塞，可导致气体陷闭、肺不张、肺泡损伤，以及通气减少，后者可引起通气血流失调。

毛细支气管炎发生于 2 岁以下婴幼儿，最常见于 3~6 月龄的婴儿。多与病毒感染有关（如约 75% 的病例有呼吸道合胞病毒感染），主要流行于冬春季节。

儿童罹患重症毛细支气管炎的危险因素，包括慢性肺病、先天性心脏病、早产（尤其是 32 周以下）、神经肌肉疾病、免疫缺陷和就诊时不足 3 月龄。

患儿毛细支气管炎的症状包括呼吸困难、咳嗽、喂养困难、易激惹，年龄极小的患儿可出现呼吸暂停。体征可能有哮鸣音、啰音和轻度发热。通常在发病第 3~5 天症状最严重。

毛细支气管炎患儿不需要常规行血液检查、血气分析和胸部 X 线片检查，除非考虑其他诊断或者病情恶化。住院患儿建议行快速病毒 PCR 检测，有助于将具有相同病毒株的患儿安排在同一病房内。

治疗以支持为主，对于气道分泌物较多、呼吸窘迫或喂养困难的患儿，考虑使用吸痰护理。如果血氧饱和度持续低于 92%，需要吸氧。

如果有呼吸衰竭的征兆，患儿可能需要高流量氧疗或持续正压通气（CPAP）。如果患儿不能口服足量的水，应使用鼻胃管或口胃管喂水；如果患儿无法耐受鼻饲或临近呼吸衰竭，应考虑静脉补液。

临近发生呼吸衰竭的表现为疲劳（劳力性呼吸）、反复呼吸暂停，以及吸氧状态下不能维持足够的血氧饱和度。

约 3% 的 1 岁以下患儿因毛细支气管炎住院治疗。入院指征包括观察到或代诉的呼吸暂停、未吸氧时血氧饱和度低于 92%、液体摄入不足（过去 24h 少于正常摄入量的 50%~75%），以及持续严重的呼吸困难。

🔑 要点

1. 毛细支气管炎主要由呼吸道合胞病毒引起。
2. 虽然毛细支气管炎是个临床诊断，但快速病毒 PCR 检测有助于病房患者分类管理。
3. 并非所有患者都需要住院。如果患者需要氧疗或输液，以及有呼吸衰竭征象时，需要住院接受支持治疗。

病例 79　喘鸣伴犬吠样咳嗽

病史

15 月龄幼女，因出现感冒、犬吠样咳嗽、异常呼吸音 1d 就诊于急诊科。患儿今天未进固体食物，液体摄入量略微减少，但尿布尿湿情况像往常一样。出生史正常，无明显病史，免疫接种正常。发育与同龄人一致。

查体

T：37.7℃；RR：45~50bpm；HR：120~130bpm。患儿神志清楚，面色红润，时不时地对着父母微笑。患儿有喘鸣，双肺通气正常，但是有中度肋下和肋间凹陷，心音正常。余无明显异常。

问题

1. 该患儿的诊断是什么？
2. 急诊科应做哪些进一步检查？
3. 该病如何治疗？

讨论

患者临床诊断为喉炎（亦称为喉气管炎）。

该病为上呼吸道疾病，特征为吸气相喘鸣、犬吠样咳嗽和声音嘶哑。这些症状由喉和气管水肿导致，病因为近期的病毒感染（通常是副流感病毒）。通常发生于 6 个月婴儿至 3 岁的小儿。喉炎进一步加重可引起呼吸窘迫、发绀和上呼吸道梗阻。

评估病情时应着重与各种原因引起的呼吸道梗阻相鉴别。

1. 会厌炎，患儿多涎、躁动，咳嗽不常见。

2. 细菌性气管炎，患儿中毒样面容伴有犬吠样咳嗽、喘鸣、高热，对喉炎相关治疗无反应。

3. 吸入异物，健康儿突发喘鸣。

4. 过敏反应，面部和舌同时肿胀，常伴有荨麻疹和哮鸣音。

检查时勿惊扰患儿，否则可能加重喘鸣。通常建议让患儿与父母待在一起，并保持舒适的姿势，避免使用压舌板、静脉插管和胸部 X 线片检查。

喉炎的治疗包括充分补液和口服糖皮质激素（地塞米松），有助于减轻气道水肿。如果患儿不能口服，可考虑使用喷雾型糖皮质激素如布地奈德。治疗后患儿病情可能好转，观察一段时间后即可出院。地塞米松半衰期较短，患儿出院 12h 后应再给药一次。如果患儿出现喘鸣或呼吸困难加剧，应及时返回医院。

对于重症喉炎，患儿可能需要插管、转至儿科重症监护室（PICU），应寻求儿科医师和麻醉师的高级生命支持。雾化吸入肾上腺素（1：1000 溶液，0.5ml/kg，最多 5ml）和布地奈德（2mg）应作为一线治疗措施，可以减轻上呼吸道水肿症状，使病情好转。如有必要，可在高级医师指导下再给一次雾化并给予大剂量地塞米松（0.6mg/kg）治疗。

患儿可能需要紧急插管，应及早寻求儿科麻醉师和 PICU 团队的支持。另外，做好困难插管的准备，准备各种规格的气管插管和困难气道小推车（用于抢救呼吸道急症患者的一整套可移动便携式设备，包括纤维支气管镜、喉镜、喉罩、环甲膜切开器、气管插管等器械及耗材，按固定位置存放于一台小推车上）。

🔑 要点

1. 喉炎又称喉气管炎，是一种以吸气相喘鸣、犬吠样咳嗽和声音嘶哑为特征的上呼吸道疾病。

2. 口服糖皮质激素和补液可使病情缓解，但重症病例需要雾化吸入肾上腺素、大剂量糖皮质激素及 PICU 内插管监护。

病例 80　不明原因发热

病史

患儿女，4 月龄，主因发热 3d 就诊于急诊科。患儿母亲诉其"今天状态不太好"，液体摄入减少，但尿布持续潮湿。患儿在家测得最高体温 39.4℃，无其他相关症状。出生史正常，无明显病史，下周准备接受第三次疫苗接种。患儿的哥哥近期在家中，患有"肺部感染"。

查体

T：39.6℃；HR：170bpm。中央毛细血管再充盈时间 4s，外周毛细血管再充盈时间 3s，血压在正常范围内。患儿表情痛苦，哭闹不止，黏膜干燥，但股动脉搏动明显，余无明显异常，也没有明显的感染灶。

问题

1. 急诊科应做哪些进一步检查？
2. 小儿发热性疾病的主要处理原则有哪些？

讨论

该患儿有不明原因发热，应当在急诊科进行全面的评估并给予相应的治疗。

发热是急诊科常见的症状，免疫力正常儿童的发热通常由单纯感染（通常是细菌或病毒）引起，感染部位主要为肺部、泌尿系统、耳、鼻和咽喉。通常基于病史和检查可做出诊断，但某些病例找不到明确的感染灶。

发热的其他原因包括不常见的感染如寄生虫感染、恶性疾病如实体肿瘤和白血病、血管性和免疫性疾病如青少年关节炎和川崎病，以及其他疾病如家族性地中海热。

评估病情时，寻找相关特征十分重要。心动过速是一个不能忽视的特征，尤其是在患儿使用解热药后仍有心动过速的，此时应立即将患儿归入严重疾病的高风险组。

下列临床特征也是严重疾病的危险信号。

1. 呼噜声、呼吸急促或其他呼吸窘迫的症状。

2. 皮肤花斑、苍白伴外周皮肤冷、毛细血管再充盈时间延长。

3. 易激惹伴高音调哭声或患儿对周围刺激无反应。

4. 患儿呈病态外观。

此患儿在检查时未发现明确的感染源。因此，需要接受脓毒症筛查，包括血液检查（毛细血管血气、血常规、肾功能、肝功能、CRP、血培养）、尿液分析和尿培养。白细胞计数 $> 20 \times 10^9$/L 时，建议查胸部 X 线片。根据目前针对 1 岁以下儿童的 NICE 指南，如果未发现直接感染源，则应考虑腰椎穿刺以排除脑膜炎。

必要时，不明原因发热的患儿应转入儿科住院，进一步观察、检查和治疗。急诊科可能遇到的陷阱就是早期意识不到疾病的严重性（毛细血管血气分析是一种评估严重代谢损伤的快捷方式）。

在完善了相关微生物培养后，对于状态不良或中毒的患儿，应考虑早期使用肠外抗生素治疗。大多数医院会根据年龄分层制订具体的经验性抗生素方案。如果考虑存在脓毒症和血流动力学不稳定，应迅速进行液体复苏。

🔑 要点

1. 根据 NICE 指南，不足 1 月龄的婴儿出现 38℃ 以上的发热时需要全面筛查脓毒症。

2. 详尽的病史采集和临床检查是查找发热原因的关键。需要警惕不太常见部位的感染，如化脓性关节炎。

3. 如果无明确的直接感染源，近期旅行史可能提供有价值的信息。

4. 发热持续 5d 以上的患儿应考虑川崎病。

5. 如果找不到感染源，转到儿科住院进一步检查。

6. 对于状态不良的患儿，尽快经验性应用肠外广谱抗生素治疗和液体复苏。

病例 81　呕吐伴腹泻

病史

一名 2 岁男孩主因"呕吐、腹泻 2d"就诊于急诊科。症状不断恶化，今天只能勉强摄入之前一半的液体量而不至于呕吐，并且至少有 4 次稀水样粪便，排尿减少。未见黏液脓血便。患儿有精神改变。近期无国外旅居史，但他父亲在家有和他类似的症状。既往体健，无用药史。及时进行了免疫接种。

查体

心肺查体及体温正常。痛苦面容，末梢温暖，皮肤黏膜稍干燥。中央及外周毛细血管再充盈时间为 3s。脉搏良好，腹部查体正常。

问题

1. 最可能的诊断及其病理生理学基础是什么？
2. 在急诊科必须进行哪些进一步的评估和检查？
3. 该患者主要的治疗原则有哪些？

讨论

该患者的临床表现提示胃肠炎。

胃肠炎是一种很常见的会引起胃肠道炎症反应的疾病。临床特征是继发于感染和肠上皮细胞的破坏。这导致液体外渗进入肠腔，并随着粪便丢失液体和盐。除此之外，会降低胃肠黏膜消化和吸收食物能力。

5 岁以下儿童最常见的病因是轮状病毒感染，如果没有良好的卫生习惯，不注意食品、物品卫生，极易感染该病毒。据统计，几乎每一位儿童在 5 岁前至少会有一次轮状病毒感染，很多儿童甚至会一年内多次感染。

主要症状为腹泻和呕吐，有些儿童可能出现发热或腹痛等伴随症状。重要的是要在急诊科对儿童的脱水程度进行临床评估。该患儿已出现尿量减少及行为异常。体格检查提示有轻微脱水的迹象。

其他感染原因包括沙门菌或大肠埃希菌感染。如在国外旅行后应该怀疑寄生虫感染，如贾第鞭毛虫，通常表现为泡沫样腹泻。粪便培养可以帮助区分这些病原体，但通常需要 72h 才能得到初步结果。

肠道外感染也可伴有腹泻和呕吐，如脑膜炎、尿路感染和大叶性肺炎，尤其是幼儿。

如果症状持续，需考虑非传染性疾病也可能导致腹泻和呕吐，包括肠梗阻、炎症性肠病、吸收不良性疾病、食物过敏或恶性肿瘤等。

血液检查不是常规要做的，但在不确定的情况下，外周动脉血气是检测酸碱平衡、电解质和葡萄糖的好方法。如果怀疑是脓毒症、免疫功能低下或可见黏液血便时，需完善粪便微生物检查。如果患儿近期有国外旅居史、诊断不明确、腹泻天数超过 7d 同样要完善粪便化验。

临床脱水的一线治疗是口服补液疗法，使用低渗口服补液盐溶液（ORS）。应鼓励患者少量多次口服，并观察一段时间以评估临床效果。也可补充日常饮品（如牛奶或水），但不建议饮用果汁或碳酸饮料。如果患者持续性呕吐或不能饮水，可考虑经胃管给予补液盐补液。如有临床需要，可以考虑用这种方法补充丢失的液体量和生理需要量。

如果怀疑或确诊休克，口服液体或经胃管补液不能耐受，需给予静脉补液治疗，并监测异常体征（如患儿出现不适、行为改变、眼窝凹陷、心动过速、皮肤弹性下降）。

该患儿临床评估为轻度脱水，如果耐受口服补液盐且病情稳定，可以出院回家。回家后除了牛奶和水之外，可继续给予口服补液盐。若出现排尿量减少、液体摄入量不足正常的 1/2、意识状态不佳或其他不适需及时返院就诊。

🔑 **要点**

1. 胃肠炎在儿童中很常见。轮状病毒是 5 岁以下儿童胃肠炎最常见的病因。

2. 评估和治疗水、电解质失衡是必要的。

3. 没必要对所有腹泻患者进行实验室或粪便培养检查。

4. 治疗包括口服补液疗法，严重呕吐时需使用胃管。

病例 82　小儿下腹痛

病史

2 岁女童，主因"脐周疼痛和行为改变"就诊于急诊科。患儿小便比平时频繁，并主诉有排尿疼痛。患儿皮肤摸起来很烫，她母亲否认患儿有呕吐或腹泻症状。她每 2~3 天大便一次或便秘。今日出现食欲下降，但是液体的摄入量正常。无先天性疾病，无任何已知的慢性疾病，她曾两次接受全科医师的抗生素以治疗泌尿道感染。她平时不服用任何药物，及时进行免疫接种。

查体

T：37.7℃；心肺查体未见异常。查体可见表情痛苦，不能完全配合。未见脱水症状，腹软，稍膨隆，未触及包块，下腹部可能有一些粪便堆积，外生殖器外观正常，其余未见阳性体征。

🔍 **辅助检查**

留取清洁尿标本并进行尿常规检验示：pH 正常，亚硝酸盐 +，白细胞 +，尿酮 +，尿蛋白微量，尿血 -，尿糖 -。

问题

1. 该患者的诊断是什么？
2. 急诊科进一步需完善的检查？
3. 请概述该患者的主要治疗原则。

讨论

结合既往病史，考虑该患儿为反复发作的下尿路感染。肾盂肾炎（上泌尿道感染）和膀胱炎（下泌尿道感染）是泌尿道感染的两大类。最常见的致病菌是肠道菌群，典型的是革兰阴性杆菌，如大肠埃希菌。

儿童易因便秘、肠道和膀胱功能障碍、抗生素治疗引起的尿道周围菌群改变或比较少见的解剖学异常（如后尿道瓣膜）等因素而发生尿路感染。由于尿道较短，女婴比男婴的尿道感染概率高 2~4 倍。

临床表现为发热、腹痛、恶心、呕吐、易怒、小便气味较重、遗尿、尿频和排尿困难。婴儿可能只会表现为发育不良。该患儿症状提示膀胱炎，试纸结果呈阳性。无论试纸结果是什么，基于她的年龄（小于 3 岁）和特定的尿路症状，都应送检清洁采集的尿液样本去紧急镜检和培养。根据病史和目前相关化验结果，暂不考虑其他诊断。

NICE 指南（16 岁以下的 UTI）对试纸结果的解释和培养的指征有进一步的建议。该患儿应该开始口服抗生素作为一线用药治疗。常用抗生素包括甲氧苄啶、呋喃妥因、头孢类抗生素、阿莫西林或根据当地常见致病菌指南选择用药。该患者曾有泌尿系感染病史，她的主管医师将她的尿液标本送到实验室。关注该化验并根据药敏结果（如果已知）进行精准用药是明智之举。此外也应该注意如厕卫生，比如，女孩应该从前面到后面擦干净，穿宽松的棉质内裤等。

在这种情况下，解决该患儿潜在的便秘问题也很重要，除了饮食和液体摄入的建议，也可考虑使用促进排便的药物。

根据该患者既往 3 次膀胱炎发作病史，考虑此次为膀胱炎复发，需要进一步门诊检查（6 周内完善超声和急性感染后 4~6 个月完善 DMSA 扫描）以确定是否存在潜在感染易感性和是否有感染造成的肾组织瘢痕。

如果该患者能耐受口服抗生素，且在急诊科临床评估稳定，可以考虑出院。应告知患者家属何时复诊，若有病情加重或呕吐发作和液体摄入减少需及时就诊。

🔑 要点

1. 女性婴儿比男性婴儿有更高的 UTI 患病率。
2. 无论试纸结果如何，所有小于 3 岁的患者都应送尿样进行紧急镜检和培养。
3. 除了抗生素治疗，确保提供有关厕所卫生的建议，并解决可能的潜在原因，如便秘。

病例 83   呼吸急促

病史

10 岁患儿，近 2d 咳嗽逐渐加重，今日晨起出现呼吸急促，他的母亲试图给予其 10 喷沙丁胺醇气雾剂后无明显好转，于是她叫了一辆救护车。他足月出生，出生时正常。婴儿时期患有湿疹，目前正在使用沙丁胺醇倍氯米松气雾剂治疗哮喘。在过去的几天，他沙丁胺醇吸入器更多频繁。有明显的家族过敏史。及时进行了免疫接种。

查体

SBP：90~110mmHg；RR：35~40bpm；HR：110~130bpm；SpO_2：92%（未吸氧）；无发热，不能完成峰流量测试。患儿呼吸困难，言语不能成句。听诊双肺呼气相哮鸣音，双下肺呼吸音较弱。心腹查体未见异常。

问题

1. 该患者的诊断结果是什么？
2. 在急诊科需要进行哪些进一步的检查？
3. 如何控制该患儿病情？

讨论

该患儿严重哮喘发作，应该在急诊科的复苏区进行治疗。

哮喘是英国儿童最常见的慢性疾病之一，经常会出现病情恶化，到急诊科就诊。临床表现为继发于支气管痉挛、支气管炎症和黏膜水肿的咳嗽、喘息和呼吸困难。病毒性上呼吸道感染是急性发作最常见的诱因。其他诱发因素包括寒冷或潮湿的天气、锻炼和接触过敏源。哮喘与其他特异性反应性疾病密切相关，如湿疹和花粉症。

哮喘的鉴别包括全身过敏反应、异物吸入（引起局限性喘息发作）、充血性心力衰竭、胃食管反流、婴儿气管支气管异常现象等。

诊断通常基于临床评估和相应的管理（表 83.1）。

表 83.1　哮喘严重程度分级

中度发作	重度发作	危及生命的哮喘
1. 脉搏氧饱和度 ≥92%	1. 脉搏氧饱和度 <92%	1. 脉搏氧饱和度 <92%
2. PEF ≥50% 最佳或预测值	2. PEF <50% 最佳或预测值	2. 加上以下任意一项：
3. 无重症哮喘的临床表现	3. 心率 120bpm	– PEF <33% 最佳或预测值
	4. 呼吸 >30bpm	– 静默肺
	5. 使用颈部肌肉辅助呼吸	– 呼吸动度差
	6. 呼吸困难致进食或言语不能	– 意识改变
		– 发绀
		– 乏力

除非担心气胸、肺叶塌陷或实变和（或）对治疗无反应的危及生命的哮喘，否则通常不需要摄胸部 X 线片。动脉血气不是常规检测项目，如果有危及生命的特征，治疗无效，就应该考虑血气分析。二氧化碳分压正常或升高是哮喘恶化的征兆。

严重或危及生命的哮喘的患儿应该经常接受沙丁胺醇雾化。若治疗效果不理想，后续可给予抗胆碱能药物异丙托溴铵联合使用。

类固醇激素可选泼尼松龙（>5 岁的儿童使用 30~40mg）。那些已经接受维持类固醇治疗的患者可以额外增加泼尼松龙。呕吐者应重复使用泼尼松龙，或静脉注射类固醇药物，比如氢化可的松。通常建议治疗 3d。如果反应不佳，可以加大静脉注射沙丁胺醇的治疗力度，静脉注射硫酸镁和静脉滴注氨茶碱。如果患者病情不稳定，需考虑气管插管、机械通气，并将患者转移到 ICU。

如果患者对初期治疗有反应且病情相对稳定，可以转到普通病房接受治疗。然后，根据临床反应，沙丁胺醇的剂量应该减量至每隔 1~2 小时 1 次，然后进一步减量至每隔 4 小时 1 次。异丙托溴铵的剂量应该减量到每 4~6 小时 1 次或停用。

患者经过 2~4h 的沙丁胺醇雾化吸入治疗后，如果症状改善，就可以改为定量吸入器或准纳器治疗。

🔑 **要点**

1. 急性哮喘是一种临床诊断，不需要常规摄胸部 X 线片或动脉血气分析，除非有严重哮喘发作或危及生命的症状出现，或考虑有其他胸部疾病（如气胸）。
2. 治疗包括使用支气管扩张药和抗胆碱能药，如沙丁胺醇和异丙托溴铵。也可口服或静脉注射类固醇激素药物。
3. 对于严重哮喘或初始治疗无效的患者，应考虑静脉注射硫酸镁或沙丁胺醇。

病例 84 喂养困难

病史

一名 8 周大的男婴，进食后呕吐加重。他的父母注意到他吃完东西后弓起背，大哭不止。呕吐为非喷射状，呕吐物未见鲜血和胆汁。自出生以来，他一直在接受母乳和配方奶搭配的规律喂养。小便同前，大便每日 2~3 次，便软。他是长子。产前或围生期时无明显问题。除此之外，他一直都很健康。本周他将进行第一次免疫接种。无家族遗传病史。

查体

心肺查体均在正常范围内，无发热。其余查体未见明显异常。腹部柔软，无压痛，无明显器官增大。

问题

1. 其诊断和病理生理学基础是什么？
2. 在急诊科你会如何处理这位患婴？

讨论

临床病史提示该患者有胃食管反流病（GORD）。

反流是指胃内容物进入食管，伴有或不伴有回流和呕吐。这是一个非常常见且正常的生理过程，5%的儿童每天最多有6次反流。当反流引起不适症状或出现并发症时，会表现为GORD。该病的患病率为10%~20%，早产儿、有神经障碍、食管闭锁和先天性横膈疝的儿童在一定程度上存在较高的发病风险。

婴儿的临床特征包括拒食、反复呕吐、体重增长不佳、烦躁，以及呼吸系统问题（如反复喘息或咳嗽）。它很少导致呼吸暂停或急性危及生命的事件发生，确保排除"危险"症状，如呕血或胆汁性呕吐，因为这意味着另一种病理疾病。

此年龄组反复呕吐的鉴别包括牛奶乳蛋白不耐受、肠道运动失调，幽门狭窄，感染性原因如胃肠炎或尿路感染或代谢紊乱。

如果怀疑有GORD，急诊科不需要进行进一步检查，这通常只是一个临床诊断。如果怀疑有反复吸入性肺炎，不明原因的呼吸暂停，不明原因的非癫痫性癫痫样发作，与明显的反流有关的持续或生长迟缓可于门诊行食管pH测定及阻抗监测或上消化道造影检查。

应该建议家长让孩子进食后直立放置30min。与成人患GORD的建议相反，儿童应该仰卧睡而不是半仰卧位，因为后者容易导致婴儿猝死并发症。

对于母乳喂养有困难的婴儿，确保母亲接受过由受过培训的工作人员进行的母乳喂养评估。这可能需要在产科门诊进行。如果在进行了母乳喂养评估和建议后仍出现这种情况，考虑使用海藻酸盐治疗（如Gaviscon，盖胃平），疗程为1~2周，如果有效果可以继续使用。

对于那些用配方奶喂养的，如果患儿相对于同年龄组婴儿的体重为超重，首先要减少进食量。如果可以的话，可尝试少食多餐（同时保证适当的每日总奶量）。如果已经使用了这种配方，可以尝试增稠配方（例如，含有米粉、玉米淀粉、刺槐豆胶或角豆豆胶）可能更有好处。如果不成功，停止增稠配方，并进行藻酸盐治疗试验1~2周。

如果以上措施无效，可以考虑使用质子泵抑制药或组胺受体拮抗药。除此之外，对于严重和持续的症状，可选择经肠管喂养和胃底折叠手术。

🔑 **要点**

1. 当胃酸反流引起不适症状或并发症时，考虑该患者有 GORD。发病率为 10%~20%。

2. GORD 是一种临床诊断，不需要特殊的检查。临床症状包括拒食、反复呕吐、体重增加缓慢、易怒和呼吸系统问题（如反复喘息或咳嗽）。

3. 初始管理是保守的，包括足够的食物总量和分配。

4. 不同于成人胃食管反流病患者，婴儿仍应仰卧睡姿以减少发生婴儿猝死综合征的风险。

病例 85　头部受伤

病史

一名 3 岁儿童，2h 前从椅子上跌到实心瓷砖地面上而造成头部受伤。他母亲听到他的哭声立即跑进厨房，查看患儿无意识丧失。孩子一直保持着警惕（受到了惊吓），因诉头痛，其母亲给予了对乙酰氨基酚治疗。从那以后，他一直很痛苦，在家里有过 3 次呕吐，在急诊科还有 1 次呕吐。否认重大疾病史，否认外伤史。

查体

心肺查体正常，无发热。这个孩子安静但机警，查体配合。他的右侧颞区有一个直径 4cm 的肿块。其他部位未见明显外伤。受伤 2h 后，他的 GCS 评分为 14（E4V4M6），神经系统和眼底镜检查正常。

问题

1. 头颅 CT 平扫的指征是什么？

2. 对头部外伤患者的出院建议是什么？

3. 如何提高对非意外伤害的关注？

讨论

该患儿头部受伤，并在伤后出现了 3 次不连贯的呕吐。他的颞部有肿块，很安静，其余部位查体未见明显异常。

头部外伤是儿童非常常见的现象，最常见的原因是跌倒。大多数症状轻微，与脑损伤或长期后遗症无关。

头部损伤的临床特征包括多次呕吐，可能反映颅内压升高。其他特征包括显著的头皮血肿、长时间的意识丧失、意识混乱或癫痫发作。

英国的急诊科在头部外伤的 CT 扫描适应证上遵循 NICE 的指导意见。这个孩子有进行脑部 CT 扫描的指征，因为他有 4 次不连贯的呕吐，在受伤 2h 后，GCS 评分为 14。该外伤事件发生 1h 就应该完善头颅 CT。

一旦有任何颅内出血的影像学证据，则需要请神经外科尽早协助诊治。

即使头颅 CT 平扫正常，仍需要观察一段时间，看他是否有呕吐或神经系统症状的恶化（目前 GCS 评分 14 分），若有以上情况需复查头颅 CT。

患儿只有在恢复基本功能且没有严重持续性头痛时方可出院。家长应该充分了解、密切关注患儿有无进一步呕吐、行为变化、嗜睡、意识不清、言语不能、走路不稳、乏力、抽搐或耳鼻有清亮液体流出。一旦出现上述不适，需要就诊于急诊科进一步完善相关检查。

急诊科应该提出任何可能存在的社会问题，并酌情与社会服务机构进行讨论。许多这一年龄的儿童因创伤而到急诊科就诊，但没有其他社会问题，这可能需要告知卫生访视员，并与儿童保护小组分享信息。

🔑 要点

1. 头部受伤在儿童中很常见，但有一些令人担忧的情况需得到进一步关注。这些在头外伤的 NICE 指南中有概述。
2. 如果出院观察，需充分告知患者家属密切关注患儿症状，若有需要立即送到急诊科就诊。这些在 NICE 的指南中也有概述，大多数急诊科都有头部损伤的宣教单可供患儿家长学习。
3. 非意外伤害应视当地政策而定，通过儿科或儿童保护团队介入解决。

病例 86　长期咳嗽、呕吐

病史

2 岁女孩，咳嗽、流涕 2 周，症状加重。咳嗽阵发性加重，伴呕吐。今日发作 3 次，且夜间加重。低热，没有相关的呼吸困难。最近几天出现烦躁、乏力、厌食，无相关腹泻。排尿正常。身体健康，未常规口服药物。出生时无异常。父母分居，她的父亲认为她没有及时接种疫苗，母亲由于害怕并发症而自行减少接种疫苗。

查体

T 37.8℃，心肺功能正常。她已经在急诊清理过口腔，没有再次呕吐。患儿查体时泪流满面。皮肤黏膜干燥，毛细血管再充盈时间正常。心肺腹查体未见明显异常。她有鼻炎，扁桃腺红肿。耳镜检查正常。

问题

1. 其诊断和病理生理学基础是什么？
2. 在急诊科需进一步完善什么检查和病情评估？
3. 概述该患者的主要治疗原则。

讨论

该患者有长时间咳嗽并伴有阵发性呕吐的病史，免疫接种状态混乱，需警惕百日咳可能。

这是一种由百日咳博德菌引起的传染性很强的呼吸道疾病。咳嗽开始 2 周左右最具传染性，虽然抗生素可以缩短感染期。

在 20 世纪，百日咳是儿童最常见的疾病之一，也是造成儿童死亡的主要原因。自从开始接种疫苗，发病率较前下降了 75% 以上。然而，最近的数量有所增加，这可能是由于人们对百日咳的认识和了解有所增加，更容易获得实验室诊断工具，造成了向公共卫生部门报告的病例数增加，也有可能是因为百日咳博德菌的基因突变，降低了疫苗的免疫力。

根据英国免疫计划，建议婴儿和儿童接种百白破（白喉、破伤风、百日咳）疫苗，现在也建议孕妇在第 27~36 周进行免疫接种，为新生儿提供经胎盘的抗体覆盖 / 保护（婴儿出生时仍需接种疫苗）。

这种疾病通常以鼻炎和轻微咳嗽或发热为首发表现。1~2 周后随着病情的进展，症状可能包括阵发性咳嗽，随之而来的是高调"喘鸣"，在咳嗽期间或之后呕吐，以及疲倦或嗜睡。咳嗽可持续 10 周或更长时间，这就是它被称为"百日咳"的原因。

婴儿可能会出现一个严重的并发症——呼吸暂停，6 个月以下的婴儿尤其多发，这就是为什么要鼓励孕妇接种疫苗。百日咳的其他并发症包括中耳炎、肺炎、癫痫发作和脑病。

也有由于剧烈和（或）长时间的咳嗽，导致胸腔和腹腔内压力增加而引起的并发症，如气胸、脐疝和腹股沟疝、直肠脱垂、结膜下或巩膜出血、面部和躯干部淤血瘀斑等。

诊断可通过鼻咽部拭子、血液或唾液样本中检测到百日咳毒素免疫球蛋白 G 来确诊。应该在使用抗生素之前在急诊科完善上述检测。

6 个月或更小且有急性不适的患者，有明显呼吸困难（如呼吸暂停发作、严重发作或发绀）的患者，以及有明显并发症（如癫痫发作或肺炎）的患者都需要住院。这些患儿需要进行呼吸隔离。频繁呕吐会导致脱水；因此，评估患儿有无脱水并考虑静脉输液和必要时使用抗生素是很重要的。

通常情况下，如果患儿出院，21d 内有明显的咳嗽，需给予抗生素治疗。推荐大环内酯类抗生素作为一线用药，如阿奇霉素或克拉霉素。建议休息，适当摄入液体和镇痛缓解症状。怀疑或确诊百日咳的儿童应在开始应用抗生素后 5d 或咳嗽后 21d 远离托儿所或学校（无论哪个都要尽早）。

百日咳是一种需要上报的疾病，有任何疑似感染的病例，都应该上报英国地方公共卫生（PHE）中心。与确诊病例有密切接触的人群也需要预防性使用抗生素。请参阅 NICE 指南 /CDC 网站了解更多相关指南。

⚷ 要点

1. 百日咳是需上报的疾病。婴儿和孕妇都要接种疫苗。
2. 表现为长时间咳嗽、阵发性发作和呕吐。故被称为"百日咳"。
3. 从咳嗽发作开始，潜伏期约为 3 周。
4. 治疗包括大环内酯类抗生素，可缩短感染周期，以及提供支持治疗。

病例 87　抽搐持续发作

病史

一名 10 岁女孩，因第一次全身性强直痉挛发作被送至急诊抢救室。她的父母听到患者卧室中有"奇怪的声音"，随后发现患者躺在床上，意识不清，四肢抽搐，伴尿失禁。立即叫来了救护车，救护人员给予患者咪达唑仑口服后症状缓解，震颤停止。白天时她身体状况良好，父母认为在此次发作之前患者未摄入乙醇、药物或毒品。该患儿没有围生期并发症，其他方面良好。她的舅舅在儿童时期被诊断出患有癫痫。

查体

HR：110~120bpm；SBP：110~130mmHg；RR：25~30bpm；SpO_2：100%（未吸氧）。患儿睡着了，但对声音有反应。心肺腹查体未见异常。瞳孔等大等圆，对光反射灵敏。四肢的肌张力和反射正常。血糖 11mmol/L。

问题

1. 诊断和病理生理学基础是什么？
2. 急诊科下一步需完善什么检查及病情评估？

讨论

患儿有长时间癫痫发作，无发热。无癫痫发作既往史。如果伴有意识/反应丧失的惊厥发作持续超过5min，或者间断反复发作且在发作间期无意识应诊断为癫痫大发作。

长时间的癫痫发作是由于限制发作活动扩散和复发的正常机制失效；这可能是因为过度的兴奋和（或）抑制无效。

非发热性癫痫发作的原因包括癫痫、代谢或电解质紊乱、创伤性脑损伤、乙醇中毒或毒物中毒。近期有发热史或身体不适应该考虑感染原因。

出现强直阵挛性惊厥持续时间超过5min应与癫痫持续状态患儿处理相同。首要目的应该是阻止癫痫发作，防止癫痫持续状态的发展，癫痫持续状态的定义是持续30min的震颤发作。长期癫痫发作的初始治疗要遵循高级儿科生命支持（APLS）协议。要保护气道，需让患者侧躺，或插入口咽通气道，如果发作时间较长时需要考虑让麻醉师行气管插管。化验血糖以排除低血糖可能。根据病史，还应检查尿素、电解质、钙和镁，并考虑血培养。若有需要，适当补液维持血压和纠正电解质紊乱。

如果癫痫持续超过5min，一线治疗药物是按0.5mg/kg口服咪达唑仑或经直肠给予地西泮。如果患者有静脉或骨通路，可以给予0.1mg/kg的劳拉西泮作为替代，但不应该因为建立静脉通路而延迟抗癫痫药物的使用。

如果癫痫发作时间超过10min，可按照上述方法重复给予咪达唑仑或地西泮。与此同时，尝试建立并保证静脉或骨内通路通畅也很重要。应用苯二氮䓬类药物后应密切监测患者呼气末二氧化碳以明确患者是否有呼吸抑制现象。

如果发作20min后仍未得到控制，则麻醉/重症监护团队应该考虑具体的气道保护措施。可静脉注射苯妥英钠20mg/kg，持续20min，如果患者已经服用苯妥英钠，则使用苯巴比妥。苯妥英钠是一种抗癫痫药，机制是通过抑制钠离子内流，稳定细胞膜以减缓神经传导速度。苯巴比妥是一种巴比妥酸盐，可增加GABA受体的抑制作用。

除此之外，如果为难治型癫痫发作，可采用硫喷妥钠快速序列诱导，同时需要考虑气管插管和机械通气。该类患者需要进入高度护理单元或ICU住院治疗。

如果癫痫发作不典型或是局灶性的，或者病因不确定，为排除脑膜脑炎、脑脓肿或占位性病变，需考虑进行头部增强CT扫描和腰椎穿刺。

⚷ 要点

1. 癫痫有多种原因，其中许多是可逆的，如低血糖和电解质紊乱。

2. 持续 5min 以上的癫痫发作，应使用抗惊厥药物，如口服咪达唑仑、经直肠给予地西泮或静脉注射劳拉西泮。

3. 在长时间癫痫发作时，尽早请儿科重症监护病房医师和麻醉师进行有效的气道管理。

九、妇产科急症

病例 88　妊娠期呕吐

病史

患者女性，29 岁，初产妇，因 "持续呕吐 4d" 就诊于急诊科。患者自然受孕，妊娠 11 周，为双绒毛膜囊双胞胎。患者自诉 24h 已呕吐超过 15 次，且现在不能饮水进食，近两天无大便，现在感觉非常虚弱、头晕眼花。无阴道出血，有轻度上腹部疼痛，偶有胸部灼烧感。无吸烟史，无重大疾病史及外科手术史。

查体

HR：97bpm；RR：16bpm；卧位 BP：100/79mmHg；立位 BP：90/65mmHg；无发热。身体疲乏，皮肤黏膜干燥。腹部柔软，无膨隆，上腹部轻压痛，肠鸣音活跃。

🔍　辅助检查

尿常规：尿酮体 4+，亚硝酸盐 −，尿白细胞 −，尿蛋白 −，尿糖 −。尿妊娠检查：阳性。血相关化验：Hb 11.0g/dl，WBC 7.5×10^9/L，Na^+ 135mmol/L，K^+ 2.9mmol/L，Ur 7.1mmol/L，Cr 60μmol/L，ALT 29U/L，ALP 270U/L，GGT 30U/L，BiLi 11μmol/L，TSH 2mU/L，FT4 14pmol/L。

问题

1. 最有可能的诊断是什么，鉴别诊断有哪些？
2. 列举出与这种情况相关的四个危险因素是什么？
3. 概述该患者治疗的关键步骤有哪些？

讨论

该患者为妊娠剧吐，该症状为常见的住院适应证之一。它的定义是严重或持久的恶心和呕吐，在妊娠的前 3 个月第一次出现，而且很严重，可能会出现体重减轻、脱水和电解质失衡。虽然高达 80% 的女性在整个妊娠期会有一定程度的恶心和呕吐，但妊娠剧吐发生率小于 4%。其病理生理学原理尚不清楚，但人们认为其与人绒毛膜促性腺激素（hCG）水平的升高有关。因此，导致 hCG 过高的情况如多胎妊娠和滋养层疾病是导致 hCG 水平升高的危险因素。其他危险因素包括肥胖、初产妇、既往有妊娠呕吐或晕动症病史。

通常，患者表现为长期的恶心和呕吐并进行性加重，单纯口服止吐药无效。饮食不佳，表现为严重脱水。体重较孕前下降 5% 以上，且有酮尿的证据。

诊断妊娠剧吐需除外其他内科或外科原因导致的恶心和呕吐。如消化性溃疡、胃肠道梗阻、胰腺炎、胃肠炎、胆囊炎、阑尾炎、肝炎和泌尿系感染等，都是需要考虑的鉴别诊断。代谢疾病，如甲状腺功能亢进、药物引起的恶心和呕吐也需考虑在内。

需要进行进一步检查以排除恶心和呕吐的其他原因。妊娠期恶心呕吐量表（PUQE）可以作为一种客观的评价指标对恶心和呕吐的严重程度进行分类。基本的血液检查包括血常规和电解质（包括钙和磷酸盐），以及肝功能和甲状腺功能测试。糖尿病患者可完善静脉血气以排除糖尿病酮症酸中毒。检验尿液以明确尿酮的程度和是否存在感染。患者应在妇产科完善超声检查以确认胎儿生存能力和胎龄，排除多胎妊娠或滋养细胞疾病。严重的腹痛可能需要进一步完善血清淀粉酶检测，若有必要可完善腹部超声或经食管胃十二指肠镜检查。

妊娠剧吐是自限性疾病，治疗主要是以支持治疗为主。尽管如此，一旦出现妊娠剧吐必须进行治疗，以免将来出现低钠血症、低钾血症和韦尼克脑病，尽快让患者恢复日常生活。治疗方案包括静脉补液、补钾纠正低钾血症，最初 2~4h 快速给予。葡萄糖在此类患者中是禁忌证，因为它可能诱发脑病并加重低钠血症。如果不能口服，应静脉或肌内注射止吐药。盐酸赛克力嗪被认为是一线止吐药，甲氧氯普胺是二线治疗药物，昂丹司琼通常被认为是三线药物。首先用雷尼替丁保护胃黏膜及静脉输注硫胺素（维生素 B_1）补充维生素，随后口服维生素 B_1 和叶酸片，以预防可能出现的并发症。对于住院患者，需应用低分子肝素或弹力袜预防血栓栓塞，因为妊娠、制动、脱水都是继发静脉血栓栓塞的高风险因素。对于难治性的严重孕吐，很少需要营养支持（肠内或肠外）和皮质类固醇激素。

大多数不能耐受口服止吐药或液体的患者适合日间门诊治疗。对于电解质严重紊乱、有明显并发症或反复发作的恶心呕吐或妊娠剧吐的患者应考虑住院治疗。有呕吐但没有脱水，可耐受口服药物治疗的患者可以在社区卫生服务中心治疗。

🔑 **要点**

1. 妊娠剧吐多见于有家族史、滋养细胞疾病和多胎妊娠的孕妇。

2. 评估所有女性有无脱水和电解质紊乱情况。

3. 对不能口服的患者给予止吐药、静脉补液和维生素。

4. 妊娠 12 周前应完善超声作为例行检查，排除滋养层疾病。

5. 对入院患者应进行静脉血栓栓塞预防。

病例 89　妊娠早期腹痛

病史

患者女性，26 岁，因下腹部疼痛就诊于急诊科。右下腹痛更严重，呕吐 2 次伴头晕及右肩部疼痛。患者首次妊娠，末次月经大概是 7 周前。今天早上发现阴道有棕褐色分泌物。平素性生活活跃，子宫内避孕器固定在位。5 年前因衣原体感染接受过治疗，无其他既往史。一年前子宫颈细胞检验结果正常。无手术史，不吸烟。

查体

T: 37.5℃; HR: 115bpm; RR: 20bpm; BP: 91/63mmHg; SpO_2: 97%（未吸氧）。患者面色苍白，虽然接受了镇痛治疗，但疼痛缓解不明显。腹部无膨隆，但全腹压痛，尤其右髂窝疼痛为著，拒绝按压。经内镜及双合诊，宫颈正常且闭合。未见新鲜血液或其他分泌物。子宫前倾，大小正常。但有宫颈触痛，右侧附件区尤其明显。

🔍 辅助检查

尿常规：酮体 –，亚硝酸盐 –，白细胞 –，尿蛋白 –，尿糖 –。血常规：Hb 9.8g/dl，MCV 91fL，WBC 9.2×10^9/L，PLT 407×10^9/L。

问题

1. 该患者的首选检查是什么？还有其他资料需要完善吗？

2. 诊断和鉴别诊断是什么？

3. 患者在急诊科应该如何治疗？

讨论

对于育龄期女性，除非有其他明确的诊断，否则不能除外异位妊娠。因为该患者有血流动力学不稳定的表现，提示可能已经出现破裂，应作为妇科急症在复苏室处理。

异位妊娠是指在子宫内膜腔外的妊娠，占妊娠的1%。在英国，每年大概有11 000例异位妊娠。输卵管妊娠是目前最常见的异位妊娠部位，约占所有异位妊娠的95%。少数情况下，异位妊娠可以发生在卵巢（0.5%）、子宫颈（1%）、剖宫产切口瘢痕（1%）或腹腔（1%）。危险因素包括既往异位妊娠史、盆腔炎症史或不孕症、体外受精、宫内节育器、输卵管损伤或手术、吸烟等。

女性可能会出现单侧腹痛或盆腔痛急性发作并伴有恶心、呕吐和闭经史，妊娠试验呈阳性。可能伴或者不伴有阴道出血。可以出现头晕症状和体征、肩部疼痛、心动过速、低血压，以及腹膜炎的表现，提示腹膜积血，表明已出现了异位妊娠破裂。双合诊可引出的典型体征，包括宫颈刺激和明显的附件区压痛。如果患者异位妊娠稳定无破裂，可能只有轻到中度的疼痛，也有可能会伴随阴道出血。

必须考虑所有可能造成急腹症的原因。鉴别诊断包括阑尾炎、卵巢扭转、卵巢囊肿破裂、肾绞痛、子宫内膜异位症、盆腔炎等疾病。

妊娠测试是所有育龄妇女必须进行的首要检查，以明确腹痛是否与妊娠有关。其他必要的基本检查包括基本血液检查（血常规、电解质、血清 β-hCG）、尿液分析、静脉血气检测有无酸中毒、快速测定患者的血乳酸水平和血红蛋白。血清黄体酮在预测异位妊娠方面是没有用的。稳定的异位妊娠患者诊断性检查首选经阴道超声，该检查敏感度为87%~99%，特异性为94%~99%。对于怀疑有异位妊娠破裂病情不稳定的患者，应立即采取治疗措施，送入手术室行腹腔镜探查明确诊断。

该患者必须入院治疗，以便于复苏抢救。给予经鼻高流量吸氧，建立双液路以便迅速给予静脉补液。立即给予交叉配血申请4个单位的红细胞，如果血流动力学严重受损，可以立即给予O型血，以避免延误时间。该患者需迅速转运到手术室行腹腔镜探查术明确诊断或开腹行输卵管切除术。对于异位妊娠行手术治疗或反复阴道出血的Rh阴性患者，应给予抗D免疫球蛋白预防。

床旁即时超声检查（FAST流程）对急诊科帮助很大，可以用来探查腹腔内游离液体，同时确定有无宫内妊娠。由于少量（<150ml）的游离液体可能无法被观察到，因此必须谨慎使用这一方法。

这位患者状态很明显不好，需要入院并紧急手术。若患者病情稳定且怀疑为异位妊娠无破裂，则可于第2天就诊于妇科行超声检查。根据超声结果和血清 β-hCG水平，通常请会诊医师对进一步治疗提出建议。可动态监测 β-hCG，给予甲氨蝶呤或行输卵管切开术。

> 🔑 **要点**
>
> 1. 妊娠试验阳性和生命体征不稳定的腹痛除非有其他证据，否则高度怀疑异位妊娠破裂。
> 2. 在复苏室为休克患者行补液或输血治疗，同时给予镇痛，并立即转诊给妇科小组。
> 3. 床旁即时超声在探查有无腹部游离液体及排除是否异位妊娠方面作用明显。
> 4. 根据患者异位妊娠部位、年龄和血流动力学状况明确是药物治疗还是手术干预。

病例 90　早孕出血

病史

孕妇，35岁，因阴道出血（暗红色）7h 就诊于急诊科。开始只是少量出血，但是最近几个小时，出血有所增加。有一些大血块排出，伴有痉挛和下腹部疼痛。她9周前在家用妊娠试纸检测为阳性。既往有过一次不完全流产，接受了刮宫手术。3年前因宫颈涂片异常行宫颈移行区大环切术（LLETZ）。但没有其他病史及重大外伤手术史。

查体

HR：84bpm；BP：124/64mmHg；皮肤温暖，血液灌注良好。腹部柔软无压痛。内镜检查显示子宫颈闭合，外观正常，可见阴道出血。经双合诊，子宫前倾，呈约10周大的子宫，没有宫颈刺激或附件区压痛。她很担心她的孩子。

🔍 辅助检查

尿妊娠试验：阳性。血液检验：Hb 12g/dl，WBC 8.0×10^9/L，Rh 阴性。

问题

1. 妊娠早期出血的可能原因是什么？
2. 最可能的诊断是什么？如何确诊？
3. 这位患者如何治疗？

讨论

该患者应该高度怀疑有先兆流产的风险。根据患者病史、查体、超声可明确诊断流产。

有些患者妊娠期间可能有活动性出血。妊娠 24 周之前可能会出现自然流产，流产分类见表 90.1 临床分类。妊娠早期流产很常见，约 20% 的临床妊娠会发生流产，主要发生在前 3 个月。1% 的妇女有习惯性流产，连续 3 次或更多的流产可被定义为习惯性流产。流产的高危因素包括高龄产妇、吸烟、肥胖、既往流产史和宫颈治疗史。抗磷脂综合征是最重要的反复流产的可治疗原因。

表 90.1　流产的分类

稽留流产	超声表现为不能存活或不能持续的妊娠，尽管缺乏临床特征
先兆流产	有流产的危险伴有无原因的阴道出血，伴或不伴有腹痛。宫颈口闭合
不完全流产	受孕产物只是部分排出，且宫颈口是开放的
完全流产	受孕产物完全排出。宫颈口闭合，子宫是空的
不可避免的流产	阴道无端出血和宫颈口开放
感染性流产	稽留流产或不完全流产遗留产物导致感染
习惯性流产	连续 3 次或 3 次以上自然流产

女性通常有阴道出血和下腹部绞痛的病史。可能只有很轻微的出血，也可能是大出血，可能是鲜血也可能是血凝块。进行内镜检查是很重要的，评估这些患者宫颈口开放还是闭合，并寻找阴道出血的其他原因。有些女性在继发于宫颈休克的阴道出血后可能会出现休克或循环衰竭。这些妇女必须用阴道内镜检查，并去除任何可能卡在宫颈管内引起反射性心动过缓和血管迷走神经效应的妊娠产物。

要牢记能导致阴道出血和盆腔痛的所有病因，包括宫颈外翻、宫颈息肉、异位妊娠、葡萄胎、宫颈癌、泌尿系感染、阑尾炎和卵巢囊肿破裂。

急诊科需要的常规检查包括尿妊娠试验，还有血常规以评估患者是否有贫血，并明确 Rh 分型。如果患者血流动力学不稳定或病情较重，可以进行静脉血气分析，显示血红蛋白和乳酸水平。还需要妇科协助完善经阴道超声，因为妇科有严格的流产超声诊断标准。

向这些妇女提供关于流产所有可供选择的建议，包括每种方法的优势和风险。可供选择（取决于紧急程度和妊娠期长短）的方法如下。

1. **密切观察**　使用观察和等待方法，可避免医疗干预并可在家里进行观察。但是后果不可预测，而且受孕产物滞留宫内的可能性更高。此方式更适合于不完全性流产。

2. **药物治疗**　经阴道给予（或口服）米索前列醇。这样可以避免手术风险，也可以在家里进行治疗。但具有感染和出血等重大风险，如果失败，患者可能仍然需要手术干预。

3. **手术处理** 以清除残留的受孕产物（ERPC）。该方法治疗成功率较高，可以提前安排手术。该手术可在全身麻醉或局部麻醉下使用手动真空吸入（MVA）进行，但也有手术并发症的风险。

出血严重或出血风险增加的妇女需要立即进行手术止血。所有 Rh 抗体阴性的妇女，手术治疗流产和妊娠超过 12 周的流产孕妇均可使用抗 D 免疫球蛋白，可防止未来妊娠中的胎儿和新生儿发生溶血性疾病。

根据有关政策，几小时内稳定的患者通常可以直接送往早期妊娠评估单元（EPAU）完善超声检查，即便下班后也应该和妇科值班人员保持联系。如果患者只有中等程度的出血，而且其他方面都很好，通常可以在第 2 天进行检查。

患者就诊过程会很痛苦和自责，重要的是要让她保持冷静，除非看到了胎儿，否则不要在未经超声确认的情况下诊断流产。一旦确诊，向患者表示同情和提供适当的咨询至关重要，告知患者流产是很常见的，通常是由于散发的染色体畸形导致的，而不是她个人的原因造成的。重要的是她要知道，虽然她已经连续两次流产，但很有可能在未来正常妊娠。向患者提供支援和心理辅导小组的联系方式和宣教资料。所有流产复发的女性应转至反复流产诊所做进一步检查。

如果治疗后仍有持续出血、有感染的迹象或者在预期治疗后 2 周内没有出血，则建议治疗后再次超声检查。

🔑 要点

1. 妊娠早期出血很常见，但不一定会导致流产。
2. 根据 ED 标准指南对所有妊娠早期出血的孕妇进行病情评估，对有休克或大出血迹象的患者进行抢救。
3. 如果出血严重，应完善血常规等化验。
4. 病情稳定的少量失血患者可第 2 天就诊于 EPAU。
5. 有大出血或休克迹象的患者应转入复苏室并转诊给妇科团队。
6. 孕妇和她们的伴侣会感到痛苦，应该怀有同情心友善的对其安抚。

病例 91　盆腔疼痛

病史

患者女性，16 岁，主诉突然出现左下腹疼痛，腹痛开始呈阵发性绞痛，后来疼痛持续并进行性加重伴发热、呕吐 4 次。由救护车送往急诊科。无泌尿系统症状或排便习惯改变，无阴道出血，无不良性行为。月经周期正常，末次月经在 1 周前。

查体

T：37.7℃（低热）；HR：113bpm；BP：115/75mmHg。颜面红，痛苦面容，全身不适。腹部触诊广泛性压痛，左髂窝疼痛为著伴随反跳痛及肌紧张。内镜检查阴道、子宫正常。双合诊检查左附件区疼痛剧烈。

🔍 辅助检查

尿常规：酮体 –，亚硝酸盐 –，白细胞 –，蛋白 –，尿糖 –。尿妊娠试验：（–）。血常规：Hb 12.0g/dl，WBC 8.0×10^9/L，PLT 398×10^9/L，CRP 45mg/L。

问题

1. 这位患者最可能被排除的诊断是什么？
2. 该如何处理这位患者？

讨论

这位患者表现为典型的卵巢囊肿扭转。卵巢囊肿扭转是卵巢和卵巢囊肿蒂发生扭转，从而阻碍了卵巢的血液供应，最终导致卵巢组织缺血坏死。卵巢重量和大小的解剖学变化可能会改变输卵管的位置，从而更容易发生扭转。卵巢和（或）输卵管扭转占妇科急症的 2.4%~7.4%，需要快速干预以确保保留卵巢功能。它常发生在育龄妇女，也可发生在任何年龄。

根据临床表现可能难以诊断。急性单侧盆腔疼痛伴恶心、呕吐是最常见临床特征。最初由于间歇性扭转疼痛呈波动性，继而持续性扭转而引起持续剧烈疼痛。追溯病史，她们有时可能会有间歇性疼痛。这些患者查体有低热、心动过速、腹部触诊局部压痛、反跳痛和肌紧张的特征。阴道检查时，可发现宫颈部举痛或附件压痛，或可触及附件肿块。然而，现实中阴道检查往往很难完成，因为检查时一触即痛。

对于任何怀疑卵巢扭转的女性，详细询问病史很重要。鉴别诊断包括卵巢囊肿破裂、异位妊娠、盆腔炎、阑尾炎、肾结石和卵巢过度刺激综合征。

任何年龄女性出现急腹症均需要完善基本检查。通过尿妊娠试验排除异位妊娠是必需的，而尿常规可以排除是否合并感染。必须完善一套血液检测，包括血常规、电解质、肝功能。卵巢扭转因无特异性症状和缺乏诊断工具常被误诊。经阴道彩色多普勒超声是首选检查，可能提示卵巢囊肿，以及无血液供应的增大和水肿的卵巢。一旦高度怀疑，应采用外科手术诊断。CT 和 MRI 已被证实是有用的，特别是在妊娠中期和晚期使用超声很难看见卵巢和阑尾，可使用 MRI 诊断腹痛。尽管如此，事实上，这几乎不需要，因为经阴道超声显影非常清晰，通常可以确诊。

所有急腹症患者均需要初步复苏和稳定。及时干预确保维护卵巢功能。最新数据显示，不管手术时卵巢外观如何，对于青春期前和育龄妇女来说，腹腔镜下卵巢扭转松解术是保证卵巢正常功能和生育能力的首选方法。为避免以后再扭转的风险，对于老年或绝经后的妇女，可选择卵巢切除术。如果有证据表明是非功能性囊肿，可在手术时进行囊肿切除术。

这是妇科急症，需要立即转移至治疗室密切观察。怀疑诊断为卵巢扭转的患者应收入院接受妇科评估、观察或手术治疗。

🔑 要点

1. 女性突然发生单侧盆腔疼痛可怀疑卵巢扭转。
2. 尿常规是排除异位妊娠破裂的关键。
3. 经阴道超声是确诊的首选影像学方法。
4. 最佳治疗是腹腔镜下卵巢扭转松解术或卵巢切除术。

病例 92　腹痛和阴道分泌物

病史

患者女性，45 岁，主因 3d 前感到发热、恶心伴全身不适就诊于急诊科。2 周前阴道分泌物颜色为绿色，并散发出恶臭，最近下腹部疼痛持续加重。主诉从上周开始出现严重的性交痛。和新结交的伴侣性生活史 4 个月。约 3 周前行铜线圈宫内节育器置入。无任何泌尿系或肠道症状。既往 3 次正常阴道分娩，无流产。最近的宫颈细胞学检查正常。既往无性传播（STIs）疾病史，无任何其他重要内科疾病或手术史。

查体

T：38.1℃；HR：103bpm；RR：18bpm；BP：100/65mmHg。腹软，但下腹部弥漫性疼痛。无压痛、反跳痛及肌紧张。内镜检查可见恶臭的绿色分泌物从子宫颈流出。双合诊检查宫颈举痛，双侧附件压痛，左侧更明显。

问题

1. 这位患者下一步需要检查什么？

2. 根据症状最有可能的诊断是什么？理由是什么？

3. 该病的主要治疗原则是什么？

讨论

　　这位患者最可能的诊断是盆腔炎（PID）。PID 是由子宫颈管逆行性感染，导致上生殖道结构感染的临床综合征。它能进一步导致子宫内膜炎、输卵管炎、宫旁结缔组织炎、卵巢炎、输卵管脓肿和盆腔腹膜炎。主要是由未经治疗的性传播感染（STIs）导致，沙眼衣原体和淋病奈瑟菌是导致 PID 的主要原因。偶尔也会发生在子宫修复或宫内节育器置入手术过程中。2011 年英国公共卫生发布的数据表明，15–44 岁在医院确诊的 PID 比率为 241/10 万，全科医师确诊比率为 176/10 万。盆腔炎远期并发症包括反复盆腔感染、Fitz-Hugh-Curtis 综合征、输卵管卵巢脓肿、异位妊娠、不孕症和长期盆腔疼痛。

　　PID 可能有症状，也可能无症状。提示 PID 的典型特征包括双侧下腹部疼痛、严重的性交痛、异常的阴道分泌物和发热。部分女性表现为右上腹部疼痛和异常阴道出血，包括性交后和月经间期。体格检查时患者可能发热，通常下腹部弥漫性压痛。在双合诊中，附件压痛和宫颈举痛是常见的特征。

　　年轻女性下腹部疼痛的鉴别诊断包括异位妊娠、子宫内膜异位症、阑尾炎、卵巢囊肿扭转或破裂和泌尿系感染。

　　PID 的诊断主要基于临床；但是，首先必须通过尿妊娠试验排除异位妊娠。任何腹痛或疑似感染的患者都应该进行尿和血液检验，包括血常规、电解质和肝功能。对于发热患者，还应完善血培养和动脉血气。应该采集宫颈分泌物检查淋病和衣原体，同时使用阴道拭子检查其他生殖器感染，如细菌性阴道病和念珠菌病。经阴道超声扫描盆腔也可用于检查其他原因引起的盆腔疼痛和输卵管脓肿。

　　根据相关原则，该女性患者需要接受静脉输注广谱抗生素，并需要液体复苏。也可以给予适当的镇痛。基于循证的住院治疗方案包括静脉滴注头孢曲松和静脉滴注（口服）甲硝唑，同时口服多西环素（或如果不能耐受口服可静脉滴注）和口服甲硝唑。或者，首先静脉滴注克林霉素和庆大霉素，然后克林霉素或多西环素任选一个口服联合甲硝唑口服，完成 14d 的疗程。临床好转后继续静脉治疗 24h，然后序贯成口服药物治疗。如果在 24~48h 情况没有好转，怀疑输卵管脓肿，患者可能需要腹腔镜检查或剖腹探查以明确和清除脓肿。

　　如果女性出现 PID，铜线圈或曼月乐线圈宫内节育器仍在原位，应该与患者讨论是否应摘除。如果患者要求手术，或 72h 内症状无好转，应该考虑摘除。如果摘除，必须了解患者在过去 7d 内是否有过性行为，是否需要紧急避孕措施。

　　很显然该患者诊断脓毒症，因此需要住院。轻度或中度 PID 女性可以通过口服抗生素，在社区进行治疗。延迟治疗 PID 会增加远期并发症的风险，因此建议对 PID 以低门槛给予经验性治疗。建议患者不要进行无保护性措施的性交，指导她们和她们的伴侣完成疗程治疗并参加随访。应该讨论对密切接触者进行追踪、筛查和治疗，以预防再次感染。女性应该警惕未来发生不孕症、异位妊娠和慢性盆腔疼痛的风险，在以后注意使用隔离避孕措施将显著降低盆腔炎的发生。

🔑 要点

1. 未经治疗的性传播感染、子宫器械或节育器装置可能导致 PID。

2. 尿妊娠试验对排除异位妊娠很重要。

3. 经阴道超声可以寻找输卵管卵巢脓肿或排除其他卵巢疾病。

4. 根据当地指导方针，使用广谱抗生素治疗 14d。

病例 93　外阴肿物

病史

患者女性，21岁，主诉外阴疼痛和肿胀来急诊就诊。约3周前患者发现右侧外阴部出现了一个豌豆大肿物，但未引起重视。2d前肿物迅速增大，现在显著增大伴疼痛。当行走和坐时，感到不适。无阴道出血或分泌物，既往无类似症状。目前性行为活跃，正在使用口服避孕药。既往无性传播（STIs）疾病史或宫颈涂片异常史，无妊娠史。

查体

T: 37.5℃; HR: 70bpm; RR: 13bpm; BP: 123/78mmHg。检查腹部柔软，无压痛。右阴唇肿胀，从阴道后部向前延伸触诊疼痛严重。肿物大小7cm×5cm×4cm，红肿，波动感，张力高。

问题

1. 该患者诊断什么疾病？
2. 下一步应如何治疗？

讨论

这位患者诊断是巴氏腺脓肿。前庭大腺也被称为巴氏腺，位于前庭球的底部。它们开口于阴道下端 5 点及 7 点的位置，此腺体分泌的液体，在性交时提供润滑作用。如果任何一个腺体导管发生阻塞，就会形成张力高的囊肿，由于其位置容易被感染而发展成脓肿。巴氏腺脓肿病原菌包含多种微生物，通常有大肠埃希菌、拟杆菌、链球菌和淋病双球菌。巴氏腺囊肿比较常见，主要影响育龄妇女，在妇科的就诊中约 2% 妇女可见。

临床特征包括靠近外阴后部的单侧肿胀。尤其是在运动或者坐着的时候，非常疼痛，并且会出现红肿和张力增高。最重要的是确定肿物是否有波动感，进一步确定可否被引流。患者也可能出现低热。

外阴肿胀的其他原因包括巴氏腺恶性肿瘤、外阴血肿、前庭黏液囊肿、外阴纤维瘤、脂肪瘤、皮脂腺囊肿和肛周脓肿。

这是一个临床诊断，应根据病史和检查做出诊断。如果肿物排出分泌物，应取拭子送实验室进行显微镜检查、培养和药敏试验。如果患者出现发热，还需要进行血液检测，包括血常规、C 反应蛋白和血培养。

脓肿必须通过手术引流，脓液送去培养，同时给予镇痛和 1 个疗程的口服抗生素。在英国最常见的引流方式是对囊肿 / 脓肿进行造袋术。这涉及做一个切口，清除囊肿内小腔。切除囊肿壁的一部分，边缘和皮肤缝合，以便持续引流，以后从基底部开始愈合。然后用纱布条填塞腔隙，几个小时内取出。患者术后 6 周随访。或者在脓肿处放置 word 导管 3~4 周，使脓肿持续引流和上皮化，从而形成长期的通道引流腺体分泌物。

值得注意的是，这个部位血管非常丰富，可能会造成严重失血。所以，手术治疗通常用于复发、大的或多房的囊肿 / 脓肿。小的无症状囊肿（小于 2cm）不需要手术引流，可以用温水浴、压迫、镇痛和 1 个疗程的抗生素治疗。

如果患者一般状态好，她就不需要住院。根据患者症状的严重程度，可以在院外使用 1 个疗程抗生素，然后安排患者回来接受选择性外科手术。临床中可在局部麻醉下放置 word 导管。最重要的是需要告知患者巴氏腺囊肿 / 脓肿可能会复发，有时需要重复治疗。

🔑 要点

1. 巴氏腺脓肿是由黏液腔感染引起的。
2. 健康患者的小囊肿可以通过温水浴和口服抗生素治疗。
3. 外科治疗包括切开引流、造袋术和放置 word 导管。
4. 应提醒患者此病易复发。

病例 94　生育相关问题

病史

患者女性，33 岁，因腹部膨隆和呼吸困难就诊于急诊科。主诉 3d 前取出卵子进行体外受精（IVF），最初感觉腹胀，但 2d 前症状明显加重，患者今晨出现持续呕吐，并感觉呼吸越来越急促。既往孕 1 产 0。过去几天里出现少量暗黑色尿液。

查体

T: 36.9℃；HR: 95bpm；RR: 18bpm；BP: 105/70mmHg；SpO$_2$: 96%（未吸氧）。呼吸系统检查提示左下肺呼吸音低，但心音正常。腹部膨隆，广泛压痛。液波震颤和移动性浊音阳性。双侧踝关节水肿。

🔍 辅助检查

血液检查：Hb 11.0g/dl，WBC 8.0×10^9/L，HCT 0.5，Na$^+$ 130mmol/L，K$^+$5.2mmol/L，Ur 14mmol/L，Cr 75μmol/L，ALT 30U/L，ALP 55U/L，GGT 27U/L，BiLi 10μmol/L，ALB 24g/L。胸部 X 线检查：左下肺轻度胸腔积液，无肺不张、实变或心影增大。腹部、盆腔超声：双侧增大的多囊性卵巢，右侧 14cm×12cm，左侧 15cm×13cm，大量腹水。其余未见明显异常。

问题

1. 该患者的诊断是什么？
2. 这位患者可能会出现什么并发症？
3. 该如何治疗？

讨论

这位患者的诊断是卵巢过度刺激综合征（OHSS）。OHSS 是在辅助生殖治疗中为了促进卵母细胞形成而外源性使用促性腺激素导致的医源性并发症。过度刺激卵巢导致卵巢增大，随后暴露于人绒毛膜促性腺激素（hCG）从而导致促炎介质主要是血管内皮生长因子（VEGF）产生，促炎介质导致血管通透性增加和体液从血管内向第 3 间隙流失。这会引起腹水，胸腔积液，有时还会引起心包积液。严重的 OHSS 患者在急性期通常会丢失 20% 的循环容量，导致血渗透压和血钠浓度降低，因此改变了抗利尿激素（ADH）释放的阈值。OHSS 患者由于血液浓缩和血流缓慢而发生血栓栓塞的风险也很高。

OHSS 的发生率因生育治疗的类型而异。在传统试管授精（IVF）时，约 1/3 周期受到轻度 OHSS 的影响。据报道，中度或重度 OHSS 总体发生率在 3.1%~8%。危险因素包括既往有卵巢过度刺激病史、年龄在 30 岁以下、多囊卵巢、囊状卵泡计数增加和抗苗勒激素（AMH）水平升高。

OHSS 患者由于卵巢增大，最初表现为腹胀，随后出现腹水。这种情况一般发生在注射促卵泡生成素之后而在取卵术之前。有时腹部可触及包块，或有腹水的体征和症状，恶心、呕吐常与此有关。血管内血容量减少引起脱水和血液浓缩，严重时导致少尿和血栓栓塞。

一旦怀疑 OHSS，应根据标准化分类方案将其按照严重程度分为轻度、中度、重度或 OHSS 危象（表 94.1）。

腹痛和腹胀的鉴别诊断包括腹腔出血、盆腔炎、异位妊娠、阑尾炎、出血性卵巢囊肿、肠穿孔、肝疾病、卵巢囊肿扭转和破裂。

患者应该进行全面检查，包括血常规、电解质、凝血功能、血清渗透压和 C 反应蛋白。血细胞比容和白细胞计数在严重程度分级时尤为重要。所有腹痛的育龄期妇女均应进行尿常规和尿妊娠检查。体格检查应包括体重和脐部腹围。患者应该评估是否合并腹水、胸腔积液和肺栓塞或深静脉血栓形成。盆腔检查时应谨慎，避免损伤增大的卵巢。超声检查可用于评估卵巢大小和有无盆腔和腹腔游离积液。如果怀疑有并发症，患者可能需要完善动脉血气分析、胸部 X 线、心电图和肺 CT 血管造影或通气/灌注肺扫描。

虽然大多数情况下 OHSS 是自限性的，但是这些患者仍需要支持性治疗和持续性监测。那些承受剧烈疼痛而在社区无法处理的患者、不能维持充足液体入量的患者、不能坚持治疗或随访的患者、重度或 OHSS 危象的患者，以及尽管接受门诊治疗但病情进行性加重的患者，都应该考虑住院治疗。负责妇女生育治疗的小组也应该知道她们入院的情况。

表 94.1　卵巢过度刺激综合征（OHSS）分类

分级	特征
轻度	腹胀
	轻微腹痛
	卵巢大小＜8cm³
中度	中等腹痛
	恶心伴或不伴呕吐
	超声可见腹水证据
	卵巢 8~12cm³
重度	临床腹水伴或不伴胸腔积液
	少尿
	血细胞比容＞45%
	低钠血症
	等渗透压
	高钾血症
	低蛋白血症
	卵巢＞12cm³
危象	大量腹水、胸腔积液
	血细胞比容＞0.55
	白细胞计数＞25 000/ml
	少尿或无尿
	血栓栓塞
	急性呼吸窘迫综合征

　　对于这些患者应该给予适当的镇痛和止吐药，避免非甾体抗炎药。应鼓励患者通过饮水纠正血管内低血容量，但是在急性期，可能需要静脉输液来纠正低血容量。静脉注射清蛋白纠正低蛋白血症。通过监测患者的体重、血液检查、液体平衡和腹围来评估病情进展。

　　所有住院的 OHSS 患者必须使用低分子肝素和弹力袜预防血栓。在大多数病例，轻度胸腔积液在支持治疗后可吸收消退。当患者出现肌紧张、腹痛和腹胀、呼吸急促或呼吸不协调和（或）补液后少尿时，这些都是因为腹水引起，均应考虑腹腔穿刺术。

　　该患者应该住院治疗。告诫患者及其伴侣，住院治疗都是以支持为主直到疾病自愈。对于病情严重的患者，多学科治疗团队建议或许需要在重症监护室进行加强治疗。

> **⚷ 要点**
>
> 1. 在进行生育治疗（IVF）的患者中，如果出现液体过负荷或有腹水征象，应该考虑到 OHSS。
> 2. 仔细观察并发症的体征，如胸腔积液、心包积液、腹水和肺栓塞。
> 3. 主要的支持治疗是穿刺、液体监测、补充清蛋白和静脉血栓栓塞的预防。
> 4. 严重患者应该在 ICU 进行多学科监测治疗。

病例 95　妊娠期头痛

病史

患者黑种人女性，35 岁，因全身不适来到急诊科。患者主诉几周前发现双下肢开始肿胀。1 周前，患者有轻微的上腹部疼痛，她认为是消化不良，未给予特殊处理。3d 前出现头痛，今天头痛加重，并眼冒金星。此次为第 2 次妊娠，妊娠 30 周。既往 6 年前第一个孩子经阴道正常分娩。预约时测血压为 115/65mmHg。

查体

BP：170/101mmHg；P：75bpm；腹部柔软，上腹部轻微压痛。测量子宫高度与妊娠日期相符。双下肢凹陷性水肿，四肢反射亢进。观察到双踝 3 次不自主抽搐。眼底镜检查双眼正常。

🔍 辅助检查

尿常规：尿蛋白 3+，酮体 –，亚硝酸盐 –，白细胞 –，葡萄糖 –。

问题

1. 这位患者最可能的诊断是什么？
2. 下一步将完善什么检查及如何治疗？

讨论

　　这位患者极有可能是先兆子痫，必须及时检查和治疗。先兆子痫是一种多系统疾病，以妊娠高血压和大量蛋白尿为主要特征，多发生在妊娠 20 周以后。病情严重时可导致子痫，定义为在先兆子痫的背景下发生一次或多次抽搐。严重先兆子痫和子痫是罕见的妊娠并发症，在英国有 0.5% 孕产妇患有严重先兆子痫，0.05% 患有子痫。HELLP 综合征（溶血、肝酶升高和血小板减少）是严重先兆子痫的一个重要的和公认的并发症。患有先兆子痫的母亲所产下的正常分娩婴儿中 14%~19% 是小胎龄婴儿和宫内生长受限婴儿，而她们产下的早产儿中有高达 20%~25% 是小胎龄婴儿和宫内生长受限婴儿，这是继发于胎盘的并发症。先兆子痫的危险因素包括高龄、初产妇、多胎妊娠、既往先兆子痫病史、肥胖和非洲裔。

　　先兆子痫患者必须有血压升高，可分为轻度、中度或重度（表 95.1），并且在无尿路感染的情况下有大量蛋白尿。

表 95.1　先兆子痫高血压分级

分级	收缩压	舒张压
轻度	140~149mmHg	90~99mmHg
中度	150~159mmHg	100~109mmHg
重度	≥160mmHg	≥110mmHg

　　病史中常见的特征包括严重头痛、视物模糊及伴或不伴呕吐的上腹痛。当发现疑似先兆子痫患者时，要检查是否抽搐、视盘水肿、反射亢进、少尿和外周水肿。有些患者可能没有前驱症状或体征。

　　区分先兆子痫和慢性高血压非常重要，后者是在妊娠前就已患有的疾病。预约检查血压及检查尿液中是否含有蛋白质，对评估病情和潜在肾疾病很有用。应该与先兆子痫 / 子痫混淆的其他疾病相鉴别，包括抗磷脂综合征、血栓性血小板减少性紫癜（TTP）、溶血性尿毒症综合征（HUS）和原发性癫痫。

　　测量血压对于这类患者的评估是至关重要的部分，但重要的是需要确保测量的准确性。血压计袖带尺寸必须合适，并且放置在与心脏水平，以建立一个基线血压。每隔 15 分钟连续测量血压，直到患者稳定。尿试纸检测蛋白尿 2+ 可认为是大量蛋白尿。然而，还必须通过更精确的测试来证实，包括随机蛋白与肌酐比 ≥30 或 24h 尿标本蛋白含量＞0.3g。必须对这些患者进行包括血常规和肝功能血液检测，以评估 HELLP 综合征。密切监测肾功能和液体平衡也至关重要。紧急情况下，对于妊娠 28 周以上的胎儿必须进行胎心监护，然后安排胎儿多普勒生长扫描评估胎儿健康状况。

该患者诊断重度先兆子痫，必须紧急治疗。首选拉贝洛尔口服或静脉注射。口服硝苯地平和静脉注射肼屈嗪也可用于急性期治疗。应避免使用阿替洛尔、血管紧张素转化酶抑制药和血管紧张素受体阻滞药。每个医疗机构都应该有自己处理先兆子痫的流程草案。硫酸镁（4g，静脉注射）是控制癫痫发作的首选药物，如果分娩在即，先兆子痫突然发作，硫酸镁也可为胎儿提供神经保护。建议限制液体入量以减少发生肺水肿的风险。

因为这位患者有子痫发作的风险，需要紧急转移至加护病房或分娩病房进行稳定治疗和密切监测。她需要住院治疗直到血压稳定，并且需要创建一套维持治疗方案。如果出现无法控制的高血压或子痫，可能需要紧急剖宫产来分娩胎儿。

🔑 要点

1. 所有妊娠晚期伴有头痛、血压升高或蛋白尿均应考虑到先兆子痫的可能。
2. 在急诊科应进行连续血压监测、尿液和血液检测，寻找 HELLP 综合征证据。
3. 静脉注射硫酸镁（4g）是治疗癫痫发作的首选药物。
4. 在不可控制的先兆子痫或子痫发作的情况下，可能需要紧急剖宫产。

病例 96　妊娠期呼吸困难

病史

患者女性，30 岁，主诉呼吸困难来急诊科就诊。首次妊娠，妊娠 29 周。主诉晨起突然出现呼吸困难，白天呈进行性加重。右侧胸痛，吸气时加重，无咳嗽或咯血。既往无类似症状，无明显的用药史或手术史。胎儿活动正常，低危妊娠。

查体

HR：113bpm；BP：89/55mmHg；RR：22bpm；SpO_2 91%（未吸氧）；BMI：37kg/m^2。胸廓扩张度正常，听诊双肺呼吸音正常。双下肢、踝关节无水肿。

🔍 辅助检查

Hb：13.0g/dl；WBC：7.0×10^9/L；PLT：316×10^9/L；CRP：3mg/L。动脉血气分析（非吸氧）：pH 7.36；PaO_2 79mmHg；$PaCO_2$ 44mmHg；HCO_3^- 23mmol/L。心电图：窦性心动过速，HR 110bpm，S1、Q3、T3′ 波形。胸部 X 线：正常。

问题

1. 这位患者的诊断是什么？
2. 还需要进一步完善什么检查？
3. 怎么治疗？

讨论

这位患者诊断为肺栓塞（PE）。在英国，静脉血栓栓塞（VTE）仍然被认为是孕产妇死亡的主要原因之一。尽管在过去几年，PE 导致患者死亡人数已经显著下降。妊娠期 PE 总体发病率在 2%~6%。和同龄未妊娠妇女相比，妊娠期发生静脉血栓栓塞的风险会增加 4~5 倍。2006—2008 年，在英国死于 PE 的 89% 女性被发现有可识别的风险因素。因此，早期门诊和产前保健对患者进行风险评估至关重要。目前 VTE 的危险因素包括既往 VTE 病史、血栓形成倾向、35 岁以上、合并内科疾病、肥胖、吸烟、3 次或更多次分娩、脱水和不活动。妊娠本身就是一个危险因素，因为它处于高凝状态。

临床特征可能是呼吸困难、胸膜炎性胸痛和咯血，但也有可能没有症状。晕厥和向心性胸痛可能提示大面积 PE。查体发现患者可能有呼吸频率增快，心动过速和血氧饱和度下降。患者可能有颈静脉压力升高和下肢深静脉血栓形成征象。

应考虑的其他鉴别诊断，包括急性冠状动脉综合征、肺炎、气胸、脓毒症、哮喘或 COPD 急性发作和心力衰竭。

血液检查包括动脉血气分析，典型表现为呼吸性碱中毒，但是小面积 PE 可能正常。怀疑 VTE 的孕妇不应检查 D- 二聚体。在开始抗凝治疗前，还应检查患者的肝、肾功能和凝血功能。必须完善心电图检查，以排查心脏导致的胸痛，PE 常显示窦性心动过速。有时可见右心室应变，右束支传导阻滞和典型的"S1、Q3、T3′"三联征。必须完善胸部 X 线片，以查找其他可能的原因。对于有深静脉血栓（DVT）症状和体征的患者，应考虑双下肢加压超声检查。缺乏 DVT 典型特征的确诊检查有通气/灌注（V/Q）肺扫描或计算机断层扫描肺血管造影（CTPA）。如果胸部 X 线片显示异常但是没有 DVT 证据，CTPA 是 PE 的首选影像学检查。

必须采用"ABCDE"方法对患者进行评估和确定。对于疑似 VTE 妊娠期患者除非有强烈的禁忌证，必须立即给予低分子肝素治疗，直到排除诊断。华法林具有致畸作用，所以在妊娠第一个月是禁忌。尽管超过这个时间是安全的，但是很难做到最优化，需要规律监测。在分娩前如果没有尽早停用华法林，可能导致大出血问题。所以低分子肝素是妊娠期治疗首选。抗凝应持续至妊娠期间及产后至少 6 周，总体治疗时间不少于 3 个月。产后可给予低分子肝素或口服抗凝剂，母乳喂养期间华法林是安全的。

这位患者是低氧血症和心动过速，她应该住院完善相关检查及治疗，直到病情稳定。患者出院后应定期在产前门诊进行随访，如果可能产后应到产科或联合血液科共同就诊。大面积 PE 合并晕厥和休克的患者，必须由内科医师、产科医师、麻醉师和放射科医师多学科团队来治疗。

> 🔑 **要点**
>
> 1. 妊娠期肺栓塞风险增加。
>
> 2. 因为 D- 二聚体在妊娠期一定会升高，所以可暂时不做此项检测。
>
> 3. 如果怀疑 PE，可完善 CTPA 或 V/Q 显像来进一步明确诊断。
>
> 4. 低分子肝素抗凝治疗是首选，至少使用 3 个月。

病例 97　产后心悸

病史

30岁女性被她丈夫带去急诊科。经阴道正常分娩，产后第10天，患者2d前出现心悸。无胸痛、气短或咳嗽。她丈夫发现她行为异常，在家里时沉默寡言，有时会流泪。最近患者一直担心有人会把她的孩子带走。患者一直感到焦虑，已经1周不能入睡。她担心孩子可能出事。这是一次意外妊娠，目前婴儿是非母乳喂养。患者既往身体健康，无内科疾病史。她的弟弟因精神分裂症正在接受治疗。

查体

P：75bpm；BP：127/75mmHg；SpO$_2$：99%（未吸氧）。患者消瘦，精神状态差。不能正常进行眼神交流，坐立不安。在会诊期间孩子开始哭泣，患者无任何反应。未与婴儿进行接触或让婴儿冷静下来的举动。

问题

1. 这位患者最可能的诊断是什么？
2. 她应该完善什么检查？
3. 应该怎么治疗？应该由谁照顾她？

讨论

该患者最可能的诊断是产后精神病。这是分娩后几天或几周开始的一种严重的精神疾病，被认为是精神疾病的紧急情况。这种疾病相对罕见，每1000名产妇发生1~2例。根据英国孕产妇死亡保密调查计划（CEMD），在英国妊娠期间和产后1年内自杀是产妇死亡的主要原因。造成这种情况的原因是缺乏对高危患者的识别、诊断延迟和未能适当的治疗这类患者。大部分女性可能没有任何危险因素，但有些人可能有产后精神病史、既往精神疾病或家族精神病史。双相情感障碍的女性风险较高。

症状可表现为多样性，病情变化快，进展迅速。患者经常有抑郁或躁狂症状。有些人可能会焦虑、烦躁和易怒，有些人可能会睡眠困难。患者可能会沉默寡言，也可能滔滔不绝，无法抑制自己的行为，思维紊乱。可能会有偏执、妄想或幻觉的症状和体征。

产后精神病不应该和产后抑郁（也称为"婴儿忧郁"）混淆。产后抑郁的特征是轻微的情绪变化，包括疲劳、焦虑、抑郁、易怒和流泪，通常在产后4~5d达到高峰。它通常是自限性的，很常见，约50%的新妈妈会出现这种情况。

约10%产后妇女会出现产后抑郁症，其症状包括情绪低落、兴趣减退、食欲缺乏、失眠和认为自己没有价值或内疚等抑郁的正常症状。这种症状每天出现至少持续2周才能确诊。

贫血和甲状腺功能减退是疲劳和情绪低下的其他原因。这类患者心悸的原因还应该考虑心律失常、甲状腺功能亢进和惊恐障碍。

应该完善包括血常规、电解质、甲状腺功能和镁血液检查，查找贫血、甲状腺功能障碍和电解质失衡是否是心悸的原因。任何心悸患者均应完善心电图检查。

该患者需要住院并立即转诊给值班的精神科医师，以便于使用精神药物甚至在某些情况下给予镇静治疗。也应将患者的住院情况告知围生期精神健康助产士，并参与到患者的护理工作中。她还需请母婴精神专科紧急会诊，进一步接受专家的评估和治疗。负责治疗患者的产科会诊医师必须了解患者的情况。

这是精神病急症，为避免对母亲和婴儿的伤害，准确、及时的诊断和治疗是必不可少的。对于那些伤害自己或不同意治疗的患者，根据《精神卫生法》和《心智健全法案》可能需要强制住院和治疗。紧急转移至母婴监护病房，在这种情况下，有助于提供所需的监督管理和治疗支持。

🔑 **要点**

1. 产后精神病是一种精神病急症。

2. 应该通过详细的临床检查进行评估，以排除器质性原因。

3. 根据《精神卫生法》和《心智健全法案》，患者可能需要住院治疗。

4. 由产科、助产士和精神卫生团队进行多学科评估和治疗至关重要。

十、医疗法律案例

病例 98　知情同意

病史

患者男性，22 岁，主因"左侧胸膜炎伴胸痛"就诊于急诊科。患者告诉分诊护士昨天夜间突发疼痛，这是第一次发生。患者由女朋友陪同，步行至急诊科。分诊护士给予患者完善生命体征检查，开了简单的镇痛药，并优先拍了胸部 X 线。患者在复苏室观察。

查体

T：36.5 ℃；HR：22bpm；BP：125/65mmHg；SpO_2：96%（未吸氧）。患者休息时无明显异常，无痛苦表情。听诊左侧呼吸音降低，叩诊呈过清音。气管居中，无移位。

🔍 辅助检查

胸部 X 线片显示：左侧中度气胸，无纵隔移位，胸膜线距离肺门 3cm 处（塌陷）。急诊一线医师（既往未进行过胸腔穿刺术操作）和专科住院医师评估患者后，需要和患者沟通是否同意进行胸腔穿刺术，并做好术前准备。

问题

1. 单纯性气胸治疗原则是什么？
2. 你接下来如何取得患者的知情同意？最好的做法是什么？
3. 18 岁以下患者知情同意与成人有何不同？

讨论

该患者诊断为单纯性自发性气胸，需要通过胸腔穿刺引流抽气。

如果专科住院医师不在场的情况下，以前也未进行过此类穿刺操作，可否独自完成患者的知情同意？医疗委员会关于获得知情同意有正式的指导，并概述了主治医师的职责。"知情同意"是患者和医师共同参与决策的过程。相关指南指出，医师应该清楚的向患者解释疾病诊断和合适的治疗方案。你应该对治疗方案有很好专业知识储备，能够解释潜在的风险、并发症和不良后果。理想的情况就是，操作医师能够完成整个操作过程或为患者提供完整的治疗方案。

患者神志应该是清楚的，能够长时间记住医师向他交代的信息，并能谈话沟通做出合理的决定，这被称作"能力"，并概括总结在《心智健全法案》（2005）里。在解释风险、并发症和结果时，语言应该是患者能够理解的。必要时应使用独立的母语口译员，如果患者有任何问题，应在手术前全部回答。

胸腔穿刺术的风险包括空间无法定位、患者不适感加重、并发感染、出血、神经血管损伤、肺损伤和未能达到预期终点（存在持续性气胸复发）。你还应该与患者单独讨论手术操作的过程，如可能需要进行肋间引流等。

同意穿刺操作可能是通过默认来表示（比如卷起袖子同意你给他测量血压），也可能是口头或者书面表达。在轻微干预的情况下默认或口头同意通常有效。这应该被书写和记录在患者病历中，并且记录任何关于风险和并发症的讨论。尽管很少这样做，但是最好的做法还是获得选择性胸腔穿刺/肋间穿刺引流的书面同意书。有些专科和机构已经为普通手术制作了标准化患者知情同意书，如果有的话可以使用。

对于青少年和儿童的治疗，知情同意法律程序是不同的。一般来说，未满18岁需要得到他们父母或监护人的允许。法律假定妈妈具有父母的责任，但这一点必须加以核实。在有些情况下，年轻人可以自己同意。例如，法律规定16岁和17岁青少年能够同意接受内科治疗。尽管如此，在某些情况下，拒绝治疗可以被父母或法院推翻。14岁和15岁青少年可以通过"Fraser法则"证明自己是独立的，可以同意接受内科治疗。这涉及案例法，在此法中，儿童证明有能力违背其父母的意愿同意口服避孕药治疗。一个年轻人必须能够证明自己理解了治疗方案的利弊和替代方案，然后这被称为"Gillick能力"。尽管13岁及以下的儿童，对"Gillick能力"的下限不做要求，但是所有治疗通常需要征得父母同意。

最好得做法是，所有未满18岁的患者，应该是父母和年轻人共同商议达成一致意见，这与成人是一致的。大多数操作知情同意都应记录在案，并需要父母或法定监护人签字。任何其他的讨论和决定都应该记录在患者的病历中。

在罕见情况下，当危及生命的紧急情况无法联系到父母或者监护人时，医师可以采取对患者最佳的治疗方案。大多数医院有一个 24 小时法律团队，可以帮助处理复杂的问题，遇到这类罕见情况，应该尽快通过上级医师上报。

🔑 要点

1. 在进行所有医疗操作程序之前必须获得知情同意。
2. 所有患者都应该进行"能力"评估。
3. 未满 18 岁患者，通常需要征得父母同意。
4. 在危及生命的紧急情况下，医疗专业人员以患者的最大利益为根本进行干预。

病例 99　骨折漏诊

病史

6 岁患儿，3d 前由急诊科一名实习医师接诊，现因腕部持续疼痛再次就诊。患者自诉在外玩耍时摔倒，被母亲带到急诊科，进行了腕部 X 线检查。被告知是手腕扭伤，可以出院回家，但如果疼痛不缓解需再次就诊。患者在学校不能写字，被老师送回家。患者母亲很不高兴。

查体

桡骨远端局限性疼痛伴软组织肿胀，未见畸形。神经血管检查正常。手腕和手活动正常，但弯曲和伸展时疼痛，患者握笔时疼痛明显。

🔍 辅助检查

X 线检查提示，桡骨远端有隆起骨折，对位对线可。

问题

1. 如何向患者及其母亲解释？
2. 如何处理该类事件？
3. 有什么不良后果？
4. 此病例漏诊的原因是什么？

讨论

该患者出现了桡骨远端骨折的漏诊。环形或锁扣样骨折有时会被漏诊，因为影像学检查不易被察觉。在某些情况下，它们可能仅在一个影像层面中显示为"扭结"或骨皮质弯曲。一旦确诊，你应该仔细检查 X 线片，查看损伤有没有延伸到骺板，并查找任何其他相关的损伤。

如遇到此类事件，首先要做的是向患者及其母亲解释你的发现。英国医学总会在关于医学行为规范的指导意见中指出，医患沟通必须以患者为中心，你的行为必须围绕诚实、安全、品质、沟通、合作和信任而展开。大多数家长在确诊后心情会有所缓解，这样对于治疗和预后就有了清晰目标。在这种情况下，可用非手术方式处理损伤，或者用夹板，或者用更常见的低温煅烧石膏，然后骨折门诊随访。肢体通常制动 4~6 周，根据确切的骨折类型，伤后 8~12 周有可能完全恢复功能。

对于大多数父母来说，下一个问题是为什么会发生骨折漏诊？怎样才能预防其再次发生？在英国国家医疗服务体系（NHS）有一种"不责备"文化，诸如此类的事件被鼓励报道出来。最简单和最直接的方法是请会诊或报告给急诊科的上级医师。会诊医师也会负责调查该事件。另外一个重要报告工具是事件报告表（Datix）。Datix 在大部分 NHS 内部网站可以找到，并提供了各种事件报告表。一旦填写完成，Datix 会生成一份报告，并分配给最合适的人员进行调查、风险分级和审查。

这些机制构成急诊科管理过程的重要组成部分，有助于维护医疗质量和安全。一旦表格被分配给调查人员，可以分步骤来阐明事件是怎么发生的：仅是一例简单的错误？还是主治医师需要额外的培训？医师是否在非诊断用的小屏幕上查看片子？同时，通过调查也为下一步采取措施阻止事件再次发生提供帮助。在任何情况下，无论客观环境如何，Datix 系统赋予急诊科团队所有成员匿名报告任何问题的自主权。

对于有异常表现的 X 线片，大多数急诊科已经准备几个保险措施。首先，放射技师会立即在不正常的照片上加上"红点"字样。这对主治医师是一个额外的提醒，提示他们有异常存在。当 X 线片印刷时，放射技师常在不正常的地方标记红色标签或"红点"。但是，不应仅依赖此提示方法，有疑虑时还是应及时反馈给上级医师。

另一个保险机制是报告阶段。使用电子系统时，放射科医师和放射科技师可以检查是否采取了适当的随访或干预。在那些"遗漏"或有疑问的结果中，报告通常会传给急诊科高级团队，让他们审阅并采取适当措施。因此，记录所有就诊的急诊患者的最新资料、统计信息和联系电话非常重要。

如果家长仍不满意，要正式投诉，他们应该与"患者咨询和联络服务中心"（Patient Advisory and Liaison Services，PALS）取得联系。PALS 为患者、家属和相关工作人员建立了一个重要的桥梁，它能够倾听和理解患者或家属的顾虑，帮助聚焦于调查过程，并为相关方在商定的时间范围内提供解决方案。

要点

1. 始终把患者放在医患沟通的中心，万一出现差错，诚实和正直至关重要。
2. 事件报告表（Datix）提供了一个匿名报告医疗差错的机制。
3. 大多数急诊科都有几个保险措施，以确保正确处理异常 X 线片。

病例 100　严重的处方错误

病史

患者女性，90 岁，因髋部骨折紧急送入急诊抢救室。护工带来了她的药盒，内有二甲双胍、格列齐特、布美他尼、阿司匹林和辛伐他汀，最后服药时间不清楚。因存在高钾血症，主治医师处方如下："50% 葡萄糖 50ml 和胰岛素 50U 静脉注射，注射时间 15min 以上。"由于科室很忙，护士让医师在输液单上签字，然后开始泵药。注射开始不久，患者失去反应，即请上级医师检查患者。测血糖 2.5mmol/L。停止注射，低血糖得到纠正，患者恢复反应。

查体

T: 34.8℃；HR: 140bpm；RR: 28bpm；BP: 90/60mmHg；SpO_2: 94%（未吸氧），律齐。患者非常虚弱，似有脱水征象。左腿缩短并外旋。双下肢远端动脉搏动可触及。

🔍 辅助检查

入院时静脉血气分析：pH 7.10；PO_2 46mmHg；PCO_2 37mmHg；Na^+ 148mmol/L；K^+ 7.0mmol/L；Cl^- 110mmol/L；Glu 4.7mmol/L；Lac 4.0mmol/L；HCO_3^- 16mmol/L；BE −8.2mmol/L。ECG 窦性心动过速，T 波高耸。

问题

1. 该病例发生了什么？
2. 在报告方面，你有什么强制性义务？
3. 为预防这种情况的发生可以采取哪些措施？

讨论

该患者被诊断为医源性低血糖症，原因是治疗高钾血症时胰岛素 / 葡萄糖处方不当。医师正确识别出该患者因急性肾损伤导致的高钾血症，并开出了胰岛素 / 葡萄糖静脉注射。高钾血症 [K^+ ＞ 6.5mmol/L 和（或）心电图改变] 正确处理如下。

1. 0.9% 生理盐水补液。

2. 氯化钙或 10% 葡萄糖酸钙 10ml 静脉注射。

3. 沙丁胺醇 5mg 雾化吸入。

4. 50% 葡萄糖 +10U 胰岛素，超过 15~30min 静脉输注，每 10 分钟监测一次血糖。

病例中的不良事件由处方中的胰岛素引起，其剂量不当，为推荐剂量的 5 倍。

本病例被及时转交给上级医师和护士，完善相关检查，防止进一步伤害，支持对相关人员（工作人员和患者）信息的采集。为纠正和减轻失误所采取的所有措施，均应记入病历。

将该事件告知患者及其家属是一种伦理义务。英国医学委员会发布的《医疗行为规范》概述了医师的责任。当失误发生时，医师有责任在适当时候尽快告知患者及其家人，道歉并解释失误发生的原因及采取的挽救措施。还有一项被称为"坦白义务"的强制性法定义务，于 2014 年提出，并被写入《健康和社会保健法案》。它适用于所有可能导致"重大伤害"的不良事件。虽然没有详尽的不良事件列表，但是国家患者安全局（National Patient Safety Agency，NPSA）提供了鉴别这些不良事件的指南。坦白义务是医师伦理责任在法律上的延伸，要求其在出现问题时告知患者，并为患者及其家属提供一个获得信息的渠道，使其得到关于事情发生原因的一个透明、准确、值得信赖的解释。作为坦白义务的一部分，所有医疗保健从业人员都有上报医疗差错的义务。

对于本病例，应该及时填写事件报告表（Datix 事件报告表）。报告表应包括事件的简短叙述、采取的补救措施，以及患者的详细情况。如果可能，最好由值班的上级医师和护士将事件告知患者及其家属。然后将 Datix 表分配给适当的高层人员进行调查、审核和风险评级。与胰岛素处方或管理相关的不良事件被 NPSA 列入"可怕的医疗差错"，因此该事件将进入正式的严重事件（Serious Incident，SI）调查过程。SI 没有固定的定义，但它代表严重的系统性错误或事件，可能会给患者带来严重伤害。

在初步确认潜在的 SI 后，必须在上报后 72h 内生成一份按时间顺序叙述的报告材料以供审核。高级专家组将会查清该事件的严重程度或者是不是系统性错误，明确其是否足以启动正式调查。将会指派一个首席调查员，并成立一个多学科团队，进行根本原因分析并生成报告。本例中的事件调查人员应包括资深医师、护士和药剂师，以及可以帮助查找人为因素和系统错误原因的其他工作人员。不应过多强调个人责任，而是尝试着理解为什么会发生不良事件，以及可以做什么来防止它再次发生。

报告一旦完成，急需将经验和教训分享给更多的团队，这是确保卫生健康质量和安全的基本组成部分。在这种情况下，潜在的人为因素是确定的即急诊抢救室繁忙，除处方开具者以外的第三人安全检查被忽略。通常，这些错误发生不是因为单一因素引起，而是由于多个错误串联而成，即所谓的"瑞士奶酪模型"，许多"洞"连成一排，进而导致不良事件的发生。

未来预防这种事件再次发生的可能机制，不允许开处方者通过电子系统或贴纸/表格形式进行胰岛素注射核验、预先配制胰岛素注射液，以及"复制粘贴"程序性开具处方。应该在部门管理会议上讨论工作流程变更的问题，并由药剂师、护士和临床医师共同参与。在整个过程中，患者和家属将通过专门的渠道得到支持、反馈，并将获得的经验教训与家属共享。医院将已知风险汇总列表保存，它们是减少其他患者受到伤害的重要组成部分。

有必要向开具处方的医师和责任护士提供心理援助，因为在这种情况下的医务人员经常会遭受很多的自责和质疑。国家医疗服务体系（NHS）确实有提供支持的正式程序，必要时应予以启动。其他组织如英国医学协会（British Medical Association，BMA）也可以提供独立的支持服务。

🔑 **要点**

1. 国家医疗服务体系（NHS）有报告严重不良事件的法律义务，被称为"坦白义务"。
2. 必须在上报后 72h 内进行初步调查，然后进行全面的根本原因分析调查。
3. 学习要点和流程变更必须和更多的团队分享，以防止再次发生。
4. 在调查过程中，受影响的患者和相关工作人员必须得到支持。

附录 A 实验室检测正常值

缩写	中文	正常范围及单位	
WBC	白细胞计数	$(3.0\sim10.0)\times10^9/L$	
Hb	血红蛋白	13~17g/dl	
MCV	平均红细胞体积	80~99fL	
PLT	血小板计数	$(150\sim400)\times10^9/L$	
Neuts	中性粒细胞计数	$(2.0\sim7.5)\times10^9/L$	
Na$^+$	钠	135~145mmol/L	
K$^+$	钾	3.5~5.1mmol/L	
Ur	尿素	1.7~8.3mmol/L	
Cr	肌酐	66~112μmol/L	
CRP	C 反应蛋白	0~5.0mg/L	
BiLi	胆红素	0~20μmol/L	
AST	天冬氨酸转氨酶	10~40U/L	
ALT	谷丙转氨酶	10~50U/L	
ALP	碱性磷酸酶	40~129U/L	
ALB	清蛋白	34~50g/L	
TSH	促甲状腺激素	0.2~4.0mU/L	
T4	左甲状腺素	10~20pmol/L	
		动脉血	静脉血
pH	酸碱度	7.35~7.45	7.31~7.41
PCO$_2$	二氧化碳分压	4.7~6.0kPa*	5.5~6.8kPa*
PO$_2$	氧分压	10.6~13.3kPa*	4.0~5.3kPa*
HCO$_3^-$	碳酸氢盐	22~28mmol/L	
BE	碱剩余	−2~+2	
Lac	乳酸	0.5~2.2mmol/L	
Gluc	葡萄糖	4~8.0mmol/L	

* 1mmHg = 0.133kPa。